苇渡医疗 精选系列

毛发镜征象与毛发病理

[美]玛利亚·米特娃 著

盛友渔 金羽青 叶艳婷 主译

陈连军 主审

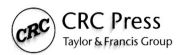

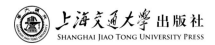

内容提要

　　本书通过图文并茂的讲述及全面细致的表格总结,独特地将毛发镜征象与毛发病理特征进行详实生动的对照呈现,是宏观现象与微观现象的连接桥梁,同时总结了毛发疾病的诊断线索和毛发病理中最常见的陷阱。通过阅读本书,可以帮助毛发专科医生更系统地建立对毛发疾病的认知,也可以帮助非毛发专科医生读懂毛发镜检查报告和毛发病理检查报告,从而在临床工作中更准确地对头皮与毛发疾病进行诊断和鉴别诊断,并为患者精准地制订个体化的治疗方案。

图书在版编目(CIP)数据

毛发镜征象与毛发病理/(美)玛利亚·米特娃

(Mariya Miteva)著;盛友渔,金羽青,叶艳婷主译.

上海:上海交通大学出版社,2024.11 — ISBN 978 - 7 - 313 -

31783 - 4

　Ⅰ. R758.71

中国国家版本馆 CIP 数据核字第 20242UX485 号

毛发镜征象与毛发病理

MAOFAJING ZHENGXIANG YU MAOFA BINGLI

著　　者:[美]玛利亚·米特娃(Mariya Miteva)

出版发行:上海交通大学出版社

邮政编码:200030

印　　制:上海锦佳印刷有限公司

开　　本:787mm×1092mm　1/16

字　　数:395 千字

版　　次:2024 年 11 月第 1 版

书　　号:ISBN 978 - 7 - 313 - 31783 - 4

定　　价:198.00 元

主　　译:盛友渔　金羽青　叶艳婷

地　　址:上海市番禺路 951 号

电　　话:021 - 64071208

经　　销:全国新华书店

印　　张:16.5

印　　次:2024 年 11 月第 1 次印刷

原著

玛利亚·米特娃（Mariya Miteva），医学博士，美国迈阿密大学米勒医学院菲利普·弗罗斯特皮肤病与皮肤外科教授。

致谢

吉塞尔·马丁斯（Giselle Martins），医学博士，就职于巴西阿雷格里港仁慈堂医院皮肤科毛发专科。

鲁伊·奥利韦拉·苏亚雷斯（Rui Oliveira Soares），医学博士，葡萄牙里斯本 CUF 德斯科贝塔斯医院毛发镜负责人。

主译简介

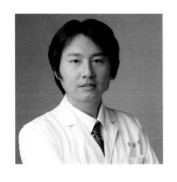

盛友渔 医学博士,复旦大学附属华山医院皮肤科主治医师。中国中西医结合学会皮肤性病专业委员会毛发学组、上海市中医药学会皮肤病分会毛发学组、中国非公立医疗机构协会皮肤专业委员会毛发医学与头皮健康管理学组成员。主攻重度斑秃、中重度女性型脱发、休止期脱发、慢性活动性 EB 病毒感染、肿瘤相关皮肤反应等疾病的发病机制和临床治疗研究。发表 SCI 论著 20 余篇;参编专著《现代皮肤病学》;主译《斑秃:临床医师手册》《毛发疾病的诊断与治疗技术》《肿瘤治疗的皮肤反应》。

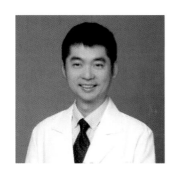

金羽青 医学博士,美容主诊医师,苇渡医疗创始人,上海苇渡门诊部院长;原就职于上海交通大学医学院附属第九人民医院整复外科及上海交通大学医学院附属第一人民医院整形外科。主要擅长脱发疾病的诊治,以及植发技术和毛囊干细胞移植技术在脱发、瘢痕、白癜风等疾病治疗中的应用研究。曾参与国家自然科学基金项目 9 项,其中主持负责 1 项;担任《毛发疾病的诊断与治疗技术》副主译;以第一作者或通信作者发表 SCI 论著 9 篇。

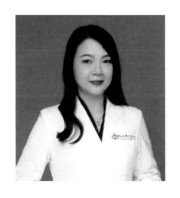

叶艳婷 医学博士,中山大学附属第一医院皮肤科副主任医师,硕士生导师,美容主诊医师。中华医学会皮肤性病学分会毛发学组委员、中国中西医结合学会皮肤性病专业委员会毛发学组秘书、中国康复医学会皮肤病康复专业委员会毛发学组委员、广东省麻风皮肤病防治协会毛发专业委员会副主任委员、广东省药学会皮肤病专家委员会常委、广东省医学会皮肤性病分会毛发学组秘书、广东省医学美容学会毛发医学分会常委兼秘书等。参与并发表文章 20 余篇;主持国家自然科学基金青年科学基金项目 1 项及横向课题 2 项,参与省部级科研项目 4 项;副主译专著 1 部,参编或参译多部著作。

主审简介

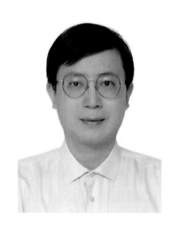

陈连军　复旦大学附属华山医院皮肤科副主任医师，原皮肤病理室主任。1999 年毕业于原上海医科大学，获临床医学硕士学位，2006 年获复旦大学临床医学博士学位。2006 年 8 月至 2007 年 7 月在美国宾西法尼亚大学附属医院学习。现任上海市医学会皮肤科分会病理学组组长、中华医学会病理学分会委员、中华医学会皮肤性病学分会病理学组委员、中国医师协会皮肤科医师分会病理亚专业委员会委员、中国中西医结合学会皮肤性病专业委员会青年委员。从事皮肤科临床和病理工作 20 余年，擅长特应性皮炎、少见和疑难皮肤疾病的诊断和治疗，倡导临床、影像学和病理学相结合的皮肤病诊断模式。2013 年获中国医师协会皮肤科医师分会优秀中青年医师奖，2014 年获上海市住院医师规范化培训优秀带教老师。先后在国内外杂志上以第一作者或通信作者发表论文 20 余篇；参编或参译专著 7 部，副主译专著 1 部；主审专著 1 部；参加多项国家自然科学基金项目和省部级科研项目，主持上海市卫生和计划生育委员会科研项目 2 项。

译 委 会

主 译

盛友渔　复旦大学附属华山医院

金羽青　上海苇渡门诊部

叶艳婷　中山大学附属第一医院

主 审

陈连军　复旦大学附属华山医院

参 译（按姓氏拼音排序）

曹 蕾　无锡市第二人民医院（江南大学附属中心医院）

杜旭峰　南京医科大学附属无锡人民医院

胡瑞铭　复旦大学附属华山医院

金尚霖　复旦大学附属华山医院

刘 驰　上海苇渡门诊部

缪 盈　复旦大学附属华山医院

齐思思　复旦大学附属华山医院

王 磊　南京医科大学附属无锡人民医院

王轶伦　复旦大学附属华山医院

杨逸枫　中山大学附属第一医院

张 美　上海苇渡门诊部

张 颖　上海交通大学医学院附属第九人民医院黄浦分院

赵 俊　复旦大学附属华山医院

赵 颖　复旦大学附属华山医院

周丽娟　复旦大学附属华山医院

中文版序

我怀着无比喜悦的心情写下这篇序言。

看到我的著作《毛发镜征象与毛发病理》第一版出版，是我长期以来的梦想，也是我一直努力去实现的目标。我相信这本书能在毛发学领域帮助临床医生和病理学家将不同毛发疾病的临床、毛发镜以及病理的各项结果进行联系整合。理解这些毛发疾病的形态学特征对制订全面的治疗方案来说是至关重要的。本书不仅讨论了那些典型特征，还记录了我个人的观察和那些不易识别的临床诊断线索。此外，对于从事植发的外科医生们，本书也可以帮助他们深入了解如何识别不典型的瘢痕性秃发病例，以及如何在活检操作前确定活检位置。

多年来，我一直与来自世界各地的皮肤科住院医师和专科培训医师们一起工作；令我着迷的是，治疗毛发疾病的热情，以及毛发镜和毛发病理的通用语言，让我们彼此更加亲近。

我很荣幸看到这本书被翻译成中文，希望它能成为大家在临床实践中有价值的工具。

祝您阅读愉快！

玛利亚·米特娃

原著前言

本书的目标是展示毛发镜与毛发病理相结合在毛发疾病优化治疗中的重要性。临床医生可以通过本书熟悉如何获取最佳标本以及如何解读病理报告，以便制订个体化的治疗方案。病理学家可以通过本书熟悉毛发疾病相关的毛发镜检形态学，包括诊断线索和毛发病理中最常见的陷阱。

特别感谢我的挚友吉塞尔·马丁斯（Giselle Martins）博士，她分享了许多临床和毛发镜照片，给予了宝贵的支持；还要感谢艾斯琳·迪亚斯（Aisleen Diaz）博士，她在收集和整理毛发镜图像方面做出了杰出的工作。其他所有贡献均已在书中一一鸣谢。

玛利亚·米特娃

译者前言

在过去的很长一段时间里,毛发专科医生面对焦虑的脱发患者常常会陷入两难的境地——"医生,你这么看几眼就能诊断我是什么病了?不需要仔细检查吗?",抑或"看脱发居然还要切一块头皮做病理检查,是不是过度检查啊?"

近十年来,随着毛发镜的迭代改进及其在国内的高速普及,越来越多的毛发专科医生把毛发镜作为无创性初筛检查手段,然而毛发病理的地位仍然无法被完全取代,尤其是对于疑难病例。

正如本书作者 Mariya Miteva 教授所说,本书的目标是展示毛发镜与毛发病理相结合在毛发疾病优化诊疗中的重要性。临床医生可以通过本书熟悉如何获取最佳标本以及如何解读病理报告,病理医生可以通过本书熟悉毛发疾病相关的毛发镜表现,包括诊断线索和常见的陷阱。

我们在 2021 年底阅读了原著,全书架构令人耳目一新,有种如获至宝的感受。本书图文并茂地将毛发镜征象与毛发病理特征进行详实生动的对照呈现,是宏观与微观现象的连接桥梁,帮助毛发专科医生在临床工作中更准确地诊断与鉴别诊断头皮与毛发疾病、更精准地制订个体化治疗方案。

参与本书翻译的各位同道都是长期从事毛发疾病临床诊疗工作的皮肤科和整形外科医生,衷心感谢大家所付出的辛勤努力。我很高兴邀请到了上海苇渡门诊部整形外科专家金羽青博士和中山大学附属第一医院皮肤科副主任医师叶艳婷博士一起担任本书主译,两位积累了大量的实践经验并不断开拓新技术、新疗法,在本书的翻译和出版过程中提供了许多宝贵的专业意见。

我极其荣幸地邀请到了我的研究生副导师、华山医院皮肤病理室原主任陈连军教授担任本书主审。他在疑难、重症皮肤病的诊疗方面造诣尤深,其严谨细致的工作作风和全面高超的专业水准令人钦佩。几乎所有的住院医师都接受过他的指导和培训,被年轻医生们亲切地称为"连叔"。衷心感谢连叔为保障本书的高质量翻译所付出的大量心血,感谢他对我们的悉心指导和无私支持。

　　我还要感谢上海交通大学出版社对我们的信任,以及在编辑和出版事务方面给予的支持和帮助。

　　对于有意从事毛发疾病诊疗的医生而言,这是一本难得的可以同时提高临床和病理水平的参考书,非常值得一读。最后,由于译者水平有限,本书错漏缺点在所难免,敬请各位同道和广大读者批评指正。

盛友渔

CONTENTS 目　录

1

头发和头皮皮肤镜（毛发镜）检查

1.1 概述

　　毛发镜检查（trichoscopy）是一种表皮透光显微镜（epiluminescence microscopy，ELM）检查，用于观察头皮的皮面下方及毛干。任何类型的皮肤镜（dermoscopy）都可以用作毛发镜检查，包括手持式（便携）皮肤镜和皮肤镜图像处理工作站（video dermatoscope）。由于毛发镜检查的目的是在一个视野内同时分析许多毛干，而大多数手持式皮肤镜的镜头小于 30 mm×10 mm，所以为了扩大手持式皮肤镜在屏幕上的显示范围，最实用的方法是将其连接到智能手机、平板电脑或数码相机上。可选择的设备包括 Handyscope 皮肤镜（FotoFinder systems，巴特比恩巴赫，德国），DermScope 皮肤镜（Canfield，新泽西州费尔菲尔德，美国）以及 DermLite 皮肤镜（3Gen Inc.，加利福尼亚州圣胡安卡皮斯特拉诺，美国）。手持式皮肤镜可以提供 10 倍放大倍数，而皮肤镜图像处理工作站则可以提供 10～140 倍的放大倍数，并配有存储照片的应用软件，可以实时生成治疗前后的对比照片。此外，临床上还有便携式、带 USB 接口的皮肤镜（FotoFinder leviacam，20～70 倍，1 300 万像素），可以作为皮肤镜图像处理工作站的替代品。目前大多数发表的毛发镜检查数据都是通过 FotoFinder 皮肤镜图像处理工作站获取的。

1.2 主要用途

　　（1）在非瘢痕性脱发中排查瘢痕性脱发（图 1.1）。
　　（2）选择头皮活检的最佳部位（皮肤镜引导下头皮活检）（图 1.2）。
　　（3）评估疗效。
　　（4）指导治疗策略的制订（例如断发与惊叹号样发是斑秃处于活动期的标志）。
　　（5）在体诊断或离体诊断（拔出或拽出的头发样本）毛干异常（图 1.3）。

1.3 特殊用途

　　（1）酒精溶液、凝胶或水可用作浸润液来消除空气界面，减少角质层眩光，从而增加皮肤

毛囊开口消失　包绕毛周管型的小簇状毛发

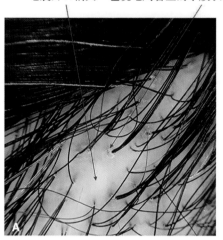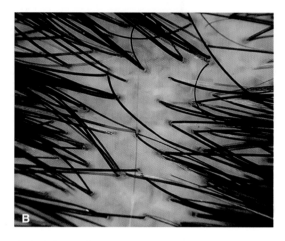

图 1.1　两位头发浓密的患者

A. 毛发镜检查发现毛囊开口消失和包绕毛周管型的小簇状毛发,怀疑瘢痕性脱发;B. 毛发镜检查显示留存的毛囊开口,来自一名非瘢痕性脱发(休止期脱发)患者(×10)。

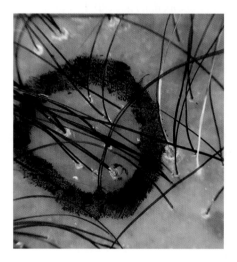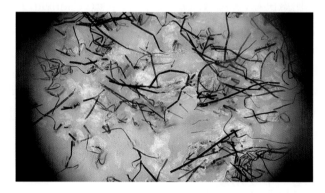

图 1.2　皮肤镜检查有助于选择最佳的活检位置,如这例毛发扁平苔藓,在毛干萌出的近端可见毛周管型包绕

图 1.3　一例搓毛癖年轻男性的结节性脆发症(完全是横向毛发断裂),毛发镜下可见许多毛小皮缺失的断裂点,从而做出诊断(×20)

的透光。

　　(2) 干式毛发镜检查(无浸润液)不仅可用于观察头皮的鳞屑和角化情况,还可以用于观察头皮上的异物,如来自免洗发产品和药物的碎片、染发剂颗粒和假发纤维;所有毛发镜检查都应先做干式的(图 1.4)。

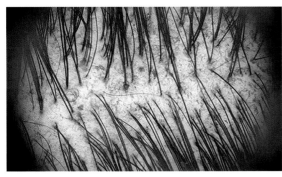
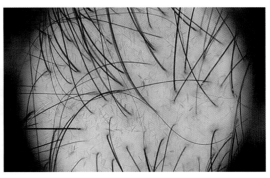

图 1.4　干式毛发镜下可见患者用来掩饰头发稀疏区域的人造色素和纤维(雄激素性脱发,×20)

(3) 偏振光可以消除角质层的反光,因此大多数反射光来自皮肤较深的层次,尤其是血管和胶原。

(4) 使用浸润液的接触型非偏振光皮肤镜是毛发镜检查的标准技术。

(5) 最好使用高倍(放大 40 倍)的非接触型偏振光皮肤镜来观察血管;如果有厚的鳞屑遮挡了血管模式观察,比如银屑病,则先用浸润液来水化鳞屑(图 1.5)。

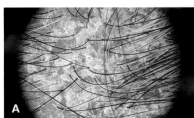
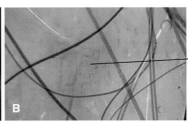
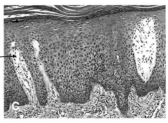

图 1.5　银屑病患者行毛发镜检查

A. 干式毛发镜下见银屑病的毛囊间白色厚鳞屑(×20);B. 在使用浸润液水化鳞屑后,明显可见蕾丝状血管(伴有迂曲形态和开放式末端)(×70);C. 病理上,这些血管对应于真皮乳头内细长、扩张的毛细血管。

1.4　本章要点

(1) 对于非瘢痕性脱发的毛发镜检查,在中分头发后,用 20～50 倍放大的毛发镜沿着中线多位点获取图像,这样可以评估毛干异质性和血管类型。

(2) 对于男性雄激素性脱发患者,需额外采集几张枕部头皮(作为正常头发密度参考)、双颞部和头顶部的图像。

(3) 对于斑片状脱发,须从脱发斑片中央位置开始检查,评估毛囊开口存在(非瘢痕性脱发)与否(瘢痕性脱发)。

(4) 如果怀疑是瘢痕性脱发,须使用干式毛发镜检查,因为浸润液会水化毛周鳞屑(管型)并使之消失。

(5) 手持式皮肤镜比皮肤镜图像处理工作站更易看清毛周管型(个人体会)。

(6) 对于每位女性患者,都应该检查前额发际线、鬓角和眉毛,因为前额纤维化性脱发的发病率越来越高;发际线毳毛的消失是这种疾病的早期线索。

（7）毛发镜最常见的形态结构和模式总结于表1.1。

表 1.1　毛发镜最常见的形态结构和模式

结构	定义	类型	临床诊断	附图
点	临床上肉眼不可见的圆形或多环形小结构;通常与毛囊开口有关（与皮脂腺痣的毛囊开口分离）	黄点征:黄色至粉色的同心圆结构,毛发缺失或伴有毳毛、枯槁发或黑点征;代表被皮脂和角质堵塞的扩张的毛囊漏斗部;不见于Ⅳ～Ⅵ型皮肤;不见于青春期前儿童（图1.6）	斑秃;隐匿性斑秃;雄激素性脱发(不规则分布,大多见于额部头皮);盘状红斑狼疮(多边形黄点征和伴有红蜘蛛状的黄点征);头皮穿掘性蜂窝织炎(3D黄点征)	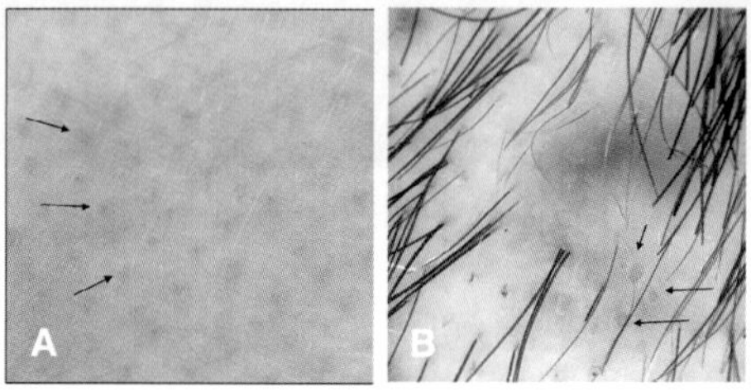 图 1.6　黄点征 A. 斑秃的黄点征(黑色箭头,×10);B. 头皮穿掘性蜂窝织炎的3D黄点征(黑色箭头,×10)。
		黑点征（枯槁发）:无定形的断发残留物,见于皮面水平——断裂发生在头发出头皮之前;仅见于深色头发的患者（图1.7）	斑秃（与病情活动性相关）;拔毛癖;头癣;压力诱导性脱发;梅毒性脱发;中央离心性瘢痕性脱发	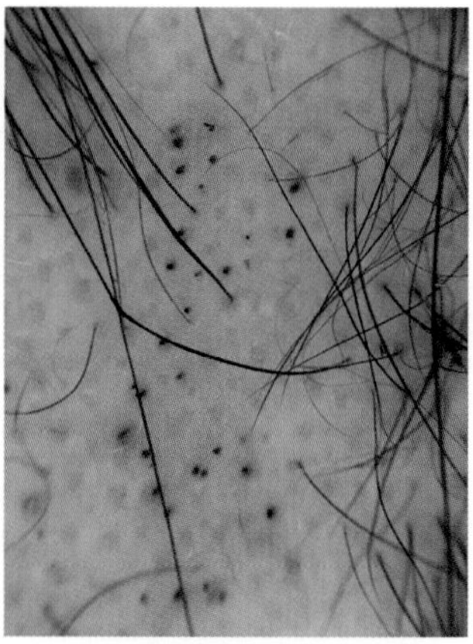 图 1.7　斑秃的黑点征(枯槁发,×10)
		棕点征:单一形态的棕色同心结构,是空毛囊开口的标志（图1.8）	斑秃患者毛囊开口的地蒽酚染色	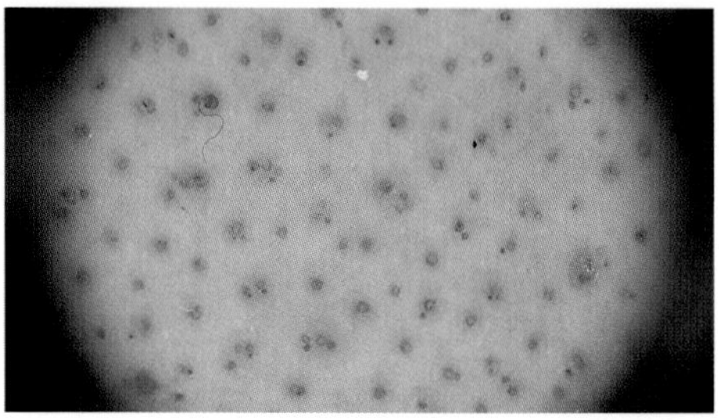 图 1.8　斑秃的棕点征,地蒽酚沉积于毛囊开口（×20）

结构	定义	类型	临床诊断	附图
		红点征:红斑、多边形或同心圆结构;对应于伴有红细胞外渗的毛囊周围炎症(图1.9)	盘状红斑狼疮(特异性)	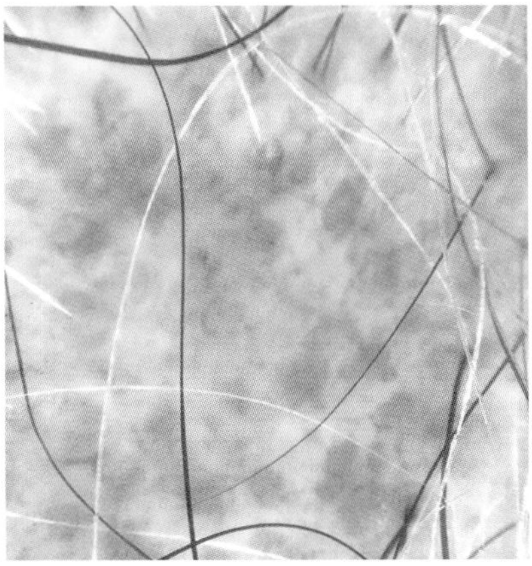 图1.9　早期盘状红斑狼疮的毛囊红点征(×10)
		针尖样白点征:0.2~0.3 mm规则分布的白色圆形结构("星空样");对应于末端汗管和毛囊开口(图1.10)	Ⅳ~Ⅵ型皮肤的正常头皮(规则分布);Ⅳ~Ⅵ型皮肤的瘢痕性脱发(不规则分布)	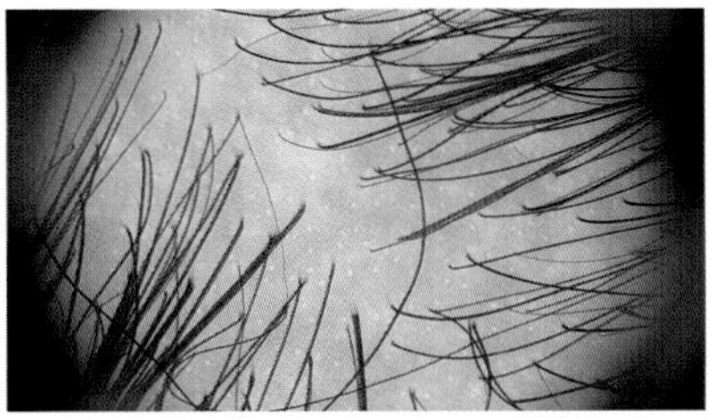 图1.10　Ⅳ型皮肤患者的针尖样白点征(×20)
		白点征:大于0.3 mm的白色圆形结构;对应于:①纤维化条索取代了原有的毛囊,②Ⅳ~Ⅵ型皮肤的空毛囊开口	瘢痕性脱发(主要是毛发扁平苔藓,在斑片边缘);斑秃(Ⅳ~Ⅵ型皮肤)	
		脏点:位于毛囊间小于0.5 mm的棕色、黄色或黑色团块;外源性的颗粒状碎片(图1.11)	青春期前儿童及老年患者的正常头皮	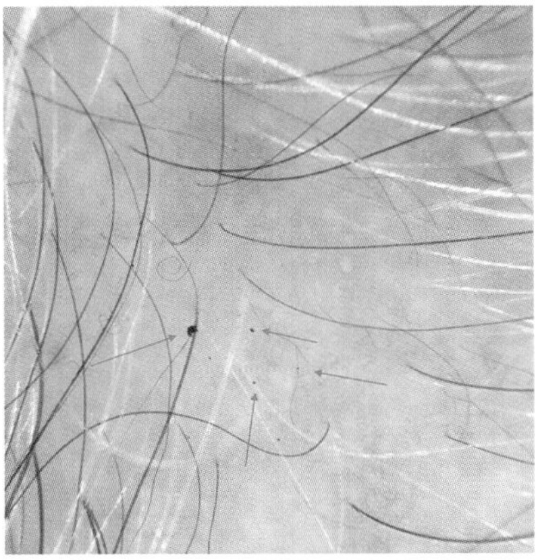 图1.11　老年患者的脏点(蓝色箭头,×10)

结构	定义	类型	临床诊断	附图
断发	发干变短，长短不一，伴有远端断裂和异常结构；由内在疾病（斑秃、天疱疮、梅毒性脱发）或外在损伤（拔毛癖、化疗诱导的脱发）所引起，导致头发超出头皮后毛干脆弱和断裂	惊叹号样发：远的末端更粗、近端细（图1.12）	斑秃	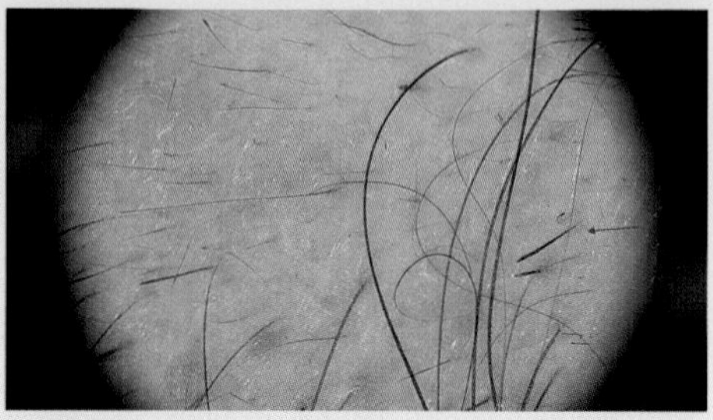 图1.12　斑秃的惊叹号样发（红色箭头，×20）
		逗号样发和螺旋状发：弯曲或扭曲结构（图1.13）	头癣（特异性）	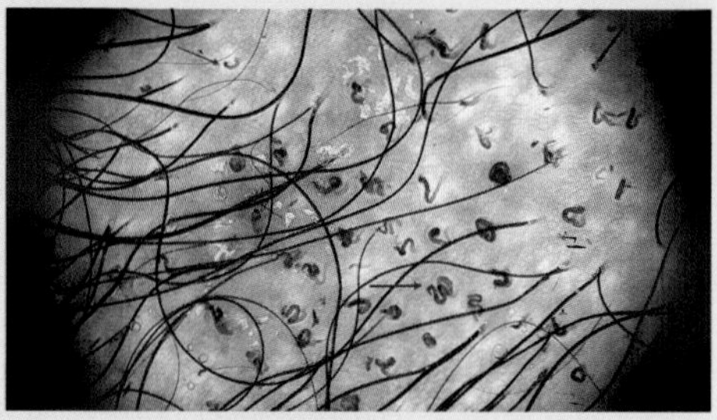 图1.13　头癣的逗号样发（红色箭头）和螺旋样发（蓝色箭头）（×20）
		火焰发、郁金香发、发粉征、V字征：如其命名所描述的各种形状和结构	拔毛癖（火焰发亦见于斑秃、化疗所致脱发、放疗所致脱发和中央离心性瘢痕性脱发）	
		卷发：形态不规则，末端呈锯齿状（类似问号）（图1.14）	拔毛癖	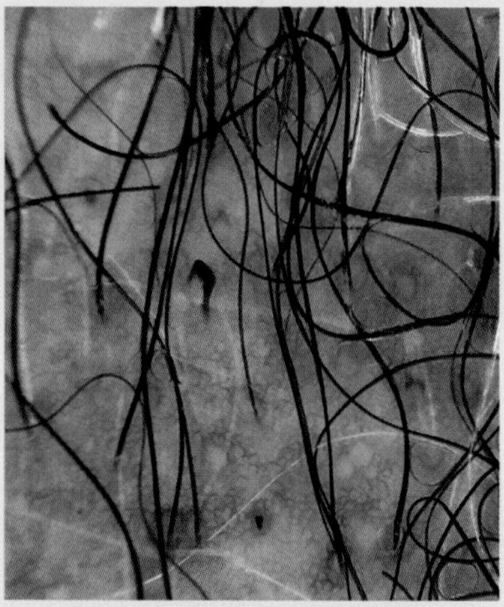 图1.14　拔毛癖的卷发和枯槁发（×10）

结构	定义	类型	临床诊断	附图
		扫帚样发（裂发）：从同一毛囊开口萌出的末端分叉的短发（图1.15）	慢性单纯性苔藓	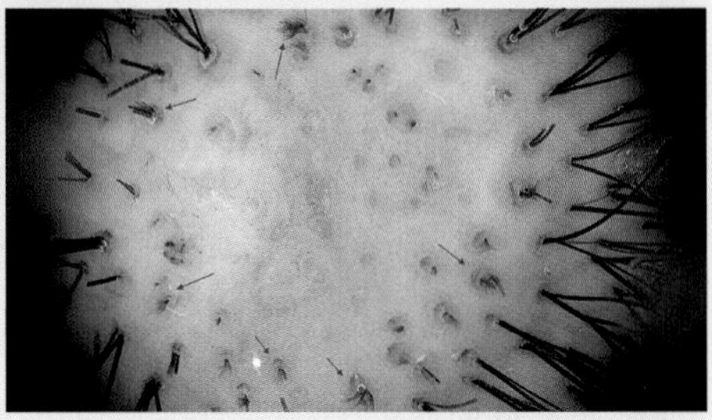 图1.15　慢性单纯性苔藓的扫帚样发（红色箭头，×20）
再生发	毛发再生过程中长出的单根短毛干	直立再生发：正常粗细（直径大于0.03 mm），有色素且远端变尖细（图1.16）	休止期脱发；隐匿性斑秃；斑秃	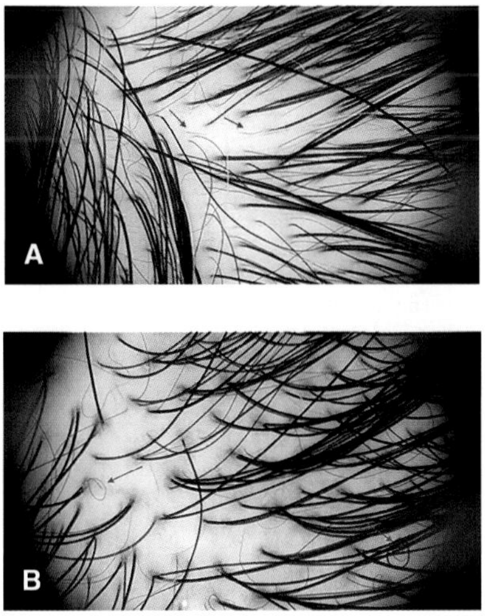 图1.16　雄激素性脱发经米诺地尔治疗后的再生发　A. 直立再生发（红色箭头，×20）；B. 环形发/猪尾样发（蓝色箭头，×20）。
		环形发（猪尾样发）：正常粗细（直径大于0.03 mm），有颜色且呈螺旋状（图1.16）	斑秃；化疗所致脱发	
毛周管型	单根或多根毛干萌出部分的周围有多层紧密黏附的鳞屑围绕	白色扁平或管状的毛周鳞屑（图1.17）	毛发扁平苔藓；盘状红斑狼疮；前额纤维化性脱发	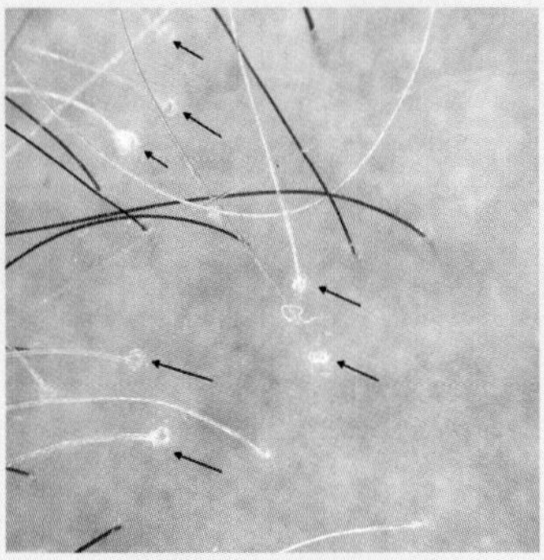 图1.17　前额纤维化性脱发的毛周白色管型（黑色箭头，×10）
		黄色的"星芒状"鳞屑包绕簇状发	脱发性毛囊炎	

结构	定义	类型	临床诊断	附图
毛周晕	围绕毛干萌出部分的同心圆样环状变色	白色或灰色晕，对应于毛囊漏斗部的毛周纤维化（图1.18）	中央离心性瘢痕性脱发	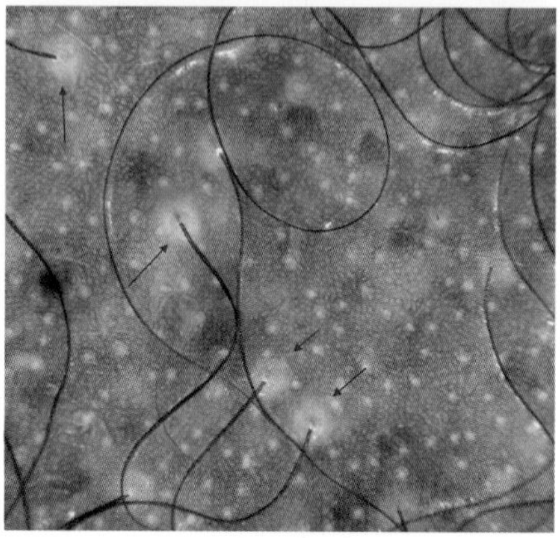 图1.18　中央离心性瘢痕性脱发的毛周白色/灰色晕（红色箭头），注意背景中针尖样白点征（×10）
		鲑鱼色晕，对应分布在毛囊周围的淀粉样沉积	头皮淀粉样变性	
毛周征	在毛干萌出头皮的位置可见棕色环形的变色区域；对应于毛囊漏斗部轻微的淋巴细胞浸润和纤维增生（图1.19）		雄激素性脱发	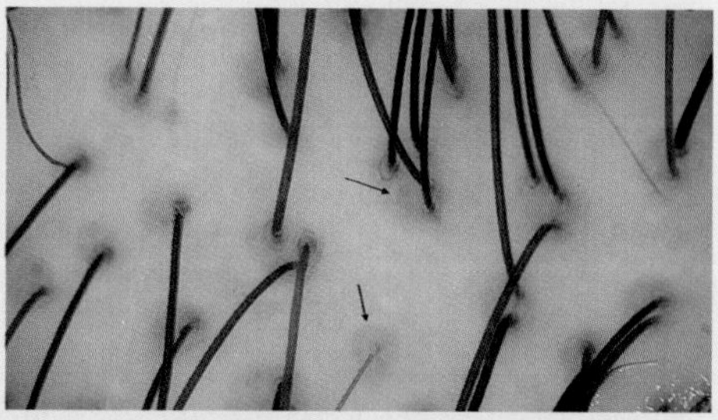 图1.19　雄激素性脱发的毛周征（黑色箭头，×40）
角栓	毛囊开口处角化性团块状栓塞（图1.20）		盘状红斑狼疮；头皮穿掘性蜂窝织炎	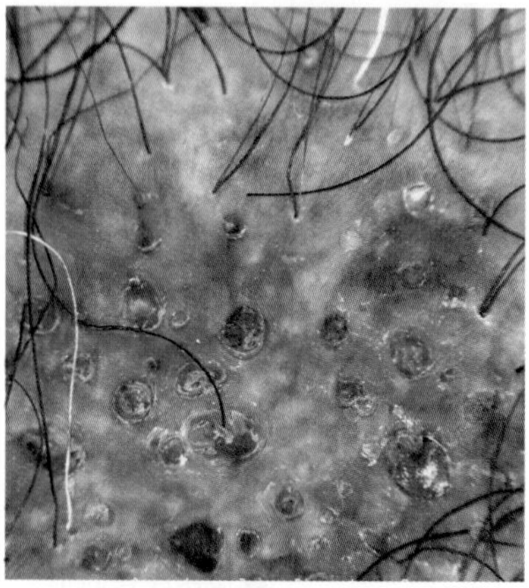 图1.20　盘状红斑狼疮的角栓

结构	定义	类型	临床诊断	附图
簇状发	从同一毛囊开口萌出超过6根毛发	小的簇状发(小于4根毛干)	毛发扁平苔藓;盘状红斑狼疮	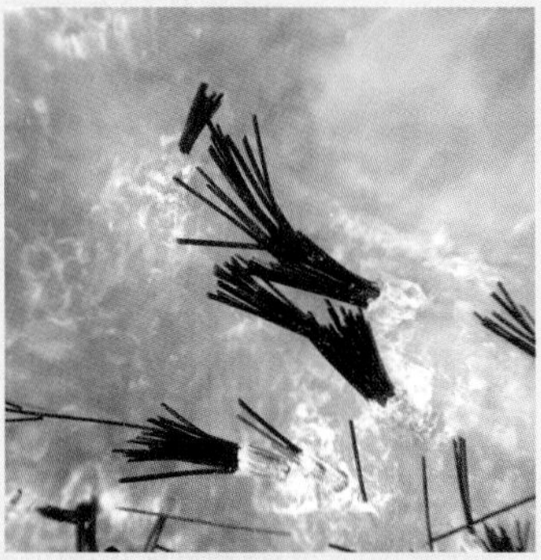 图1.21 脱发性毛囊炎的簇状发(从同一个毛囊开口中萌出大于6根毛发,×10)
		簇状发(超过6根毛干,图1.21)	脱发性毛囊炎	
血管结构	在高倍(×40或更高)偏振光非接触式毛发镜下观察到的不同轮廓和形态的血管;对应于毛细血管扩张	红色单圈血管袢(图1.22);树枝状血管(细的)(图1.23)	正常头皮	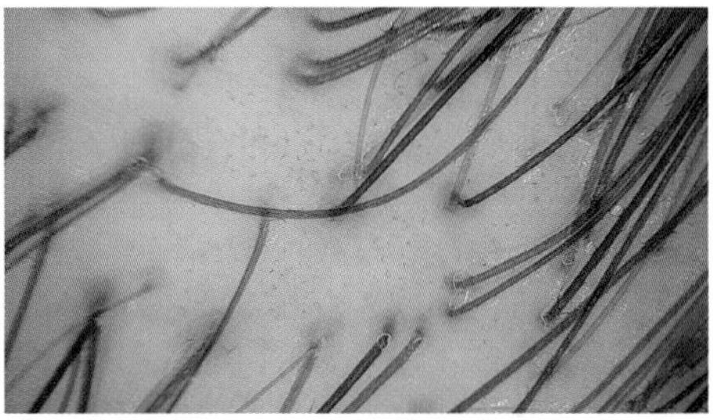 图1.22 正常头皮的单圈血管袢(×50) 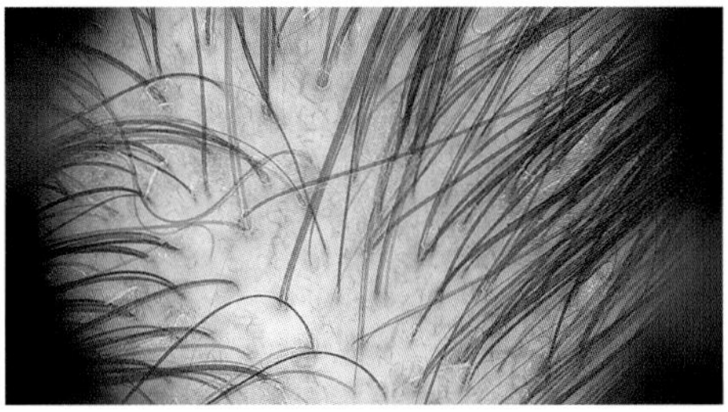 图1.23 这些树枝状血管是男性后枕部头皮的正常表现(×20)
		树枝状血管(粗的)(图1.24)	盘状红斑狼疮	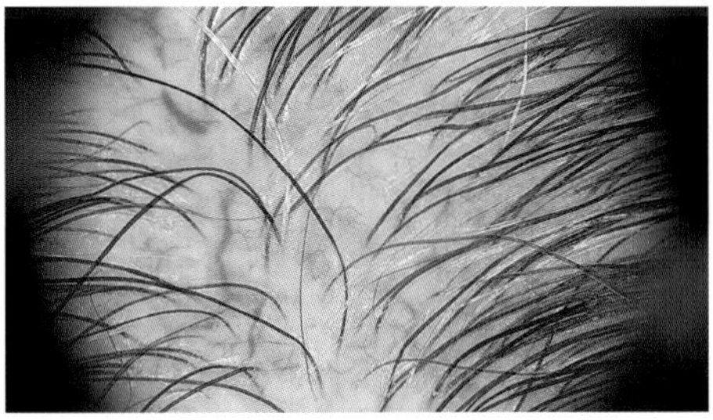 图1.24 结缔组织病的粗大树枝状血管(×20)

续　表

结构	定义	类型	临床诊断	附图
		扭曲的红色血管祥（肾小球样血管）；蕾丝样血管	银屑病	
		大量巨大的毛细血管	皮肌炎	
		发夹样、迁曲状和逗号样血管	脂溢性皮炎	

译者注：Fitzpatrick 皮肤分型（最广泛使用的医学分型标准）分为 6 型。Ⅰ型：极白皮肤，容易晒伤，从不变黑；Ⅱ型：白皮肤，容易晒伤，很少变黑；Ⅲ型：浅褐色皮肤，有时晒伤，逐渐变黑；Ⅳ型：中等褐色皮肤，很少晒伤，容易变黑；Ⅴ型：深褐色皮肤，极少晒伤，总是变黑；Ⅵ型：黑色皮肤，从不晒伤，深度色素沉着。

1.5　拓展阅读

［1］Miteva M, Tosti A. Hair and scalp dermatoscopy. J Am Acad Dermatol. 2012 Nov；67（5）：1040 - 1048. doi：10.1016/j.jaad.2012.02.013. Epub 2012 Mar 8. Review.

［2］Pirmez R, Tosti A. Hair and Scalp Dermatoscopy （Trichoscopy）. In Miteva M, ed. *Alopecia*. 1st ed. Elsevier；2018：43 - 57.

［3］Rudnicka L, Oszewska M, Rakowska A, eds. *Atlas of Trichoscopy-Dermoscopy in Hair and Scalp Disease*. 1st ed. London：Springer-Verlag；2012：11 - 46.

［4］Vincenzi C, Tosti A. Trichoscopy patterns. In：Tosti A, ed. *Dermoscopy of the Hair and Nails*. 2nd ed. Boca Raton：CRC Press；2016：1 - 20.

（金羽青　译）

2

毛发镜下的正常头皮与正常头发

2.1 毛囊开口

正常头皮的毛发镜原始研究数量有限，且限于高加索人群。

正常的毛囊开口即为毛干近端从头皮萌出的部位。一个毛囊单位一般含有2～3根头发，通常从同一毛囊开口萌出，相邻且独立分布。毛囊开口对应毛囊上皮最上端部分，即毛囊漏斗部（图2.1）。

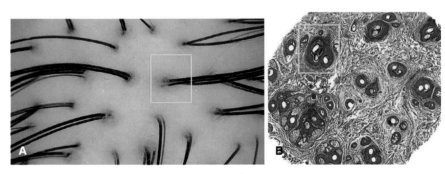

图2.1 毛囊开口

A. 正常头皮中，单个毛囊开口萌出2～3根相邻且独立的毛干（×50）；B. 在病理上对应含有2～3根毛干的毛囊漏斗部。

（1）在Ⅳ～Ⅵ型皮肤中，较小的空毛囊开口和末端汗管开口呈针尖样白点征，以"星空"样模式分布（图2.2）。

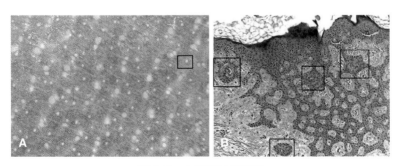

图2.2 小汗腺导管开口

A. 一例Ⅳ型皮肤的普秃患者的针尖样白点征（×10）；B. 病理上对应末端汗管的开口。

（2）在 V 型和 VI 型皮肤中，较大的空毛囊开口呈不规则环状结构——中央色素减退，边缘褐色锯齿状。中央对应角化性毛囊开口，褐色锯齿状边缘对应色素较重的漏斗部上皮（深色皮肤的基底层和表皮黑素颗粒增加）（图 2.3）。

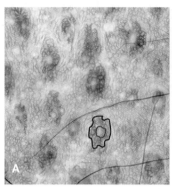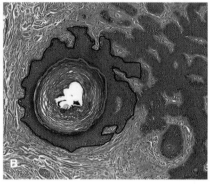

图 2.3　较大的空毛囊开口

A、B. V～VI 型皮肤的斑秃患者空毛囊开口呈中央发白（角化性毛囊漏斗部），外围褐色锯齿状（深色皮肤的基底细胞层和表皮层黑素颗粒增加）。

（3）毛囊开口消失是瘢痕性脱发的特点（图 2.4）。

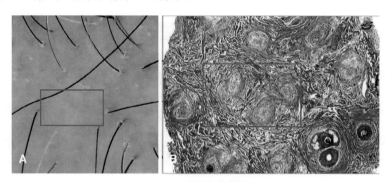

图 2.4　毛囊开口缺失

A. 瘢痕性脱发中毛囊开口消失（×10）；B. 病理上对应毛囊瘢痕形成。

（4）异常的毛囊开口包括黄点征（扩张的、通常为空毛囊的开口，被角蛋白和皮脂堵塞，图 2.5）、毛周征（约 1 mm 的毛周棕色晕，对应毛囊漏斗部周围轻度的淋巴细胞浸润和纤维增

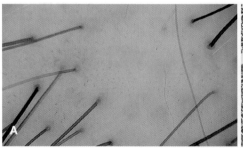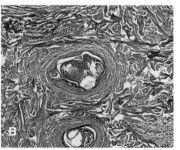

图 2.5　黄点征

A. 黄点征（×50）；B. 对应扩张的毛囊漏斗部伴有皮脂和角蛋白栓。

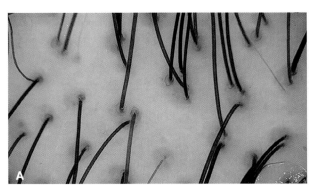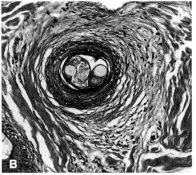

图 2.6　毛周征

A、B. 雄激素性脱发的毛周征(×50)，毛囊漏斗周围轻度纤维增生伴淋巴细胞浸润。

生，图 2.6)、黑点征(枯槁发)、白点征(毛囊开口被纤维化组织替代)、棕点征(地蒽酚的外源性色素沉着)和角栓(扩张的毛囊漏斗部被角化团块栓塞)。

2.2　毛干

手持式皮肤镜(×10)可用于快速评估毛干，特别适用于检测毛发褪色异常和毛干结构异常。它可用于粗略评估毛发直径(细、中或粗)，但由于视野较小，因此很难精确估算终毛和毳毛的比例(正常毳毛数量不超过 20%)。皮肤镜图像处理工作站配备软件能够放大图像，测量毛干直径并获取具体数值。

(1) 终毛毛干的直径和颜色均匀一致(图 2.7)，毛发纤维与长轴平行。髓质在毛干中央呈纵向的白色条带，可以是连续、间断、破碎的或缺失。这些均属于正常表现的变异(图 2.8)。具有浓密毛发的髓质碎片与环纹发不同，其影响范围小于毛干宽度的一半。

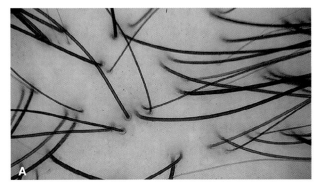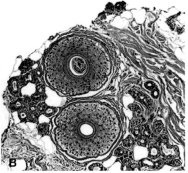

图 2.7　终毛毛干

A、B. 终毛毛干直径(>0.06 mm)和颜色一致(×60)，终毛毛干由生长期终毛毛囊产生。

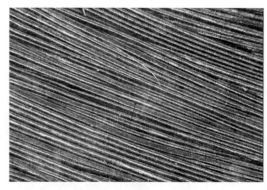

图 2.8　作者的好朋友兼同事 Giselle Martins 博士的毛干显示连续性髓质(红色箭头,×70)

（2）大部分(约70%)毛干为2～3根成组萌出,称为毛囊皮脂腺/毛囊单位(图2.6)。在额部、颞部和枕部头皮,大多数(45%～75%)毛囊单位含有2根头发,只有17%～21%的毛囊单位含有3根头发,最多40%的毛囊单位只含有1根头发,主要分布于颞部头皮(图2.9)。在女性型脱发(female pattern hair loss, FPHL)中,前额头皮含单根毛发的毛囊单位数量增加(超过65%)(图2.10)。

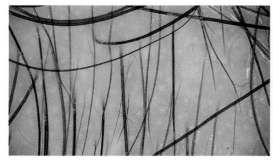

图 2.9　颞部头皮的单根毛发(×40)

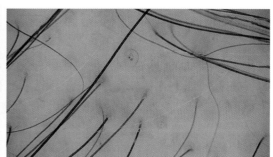

图 2.10　一名女性雄激素性脱发患者前额头皮的单根毛发和黄点征(×40)

（3）细的头发(微小化毛发或毳毛)直径<0.03 mm、色浅、无髓质,长度仅2～3 mm,沿长轴弯曲,不会像直立新生毛发那样末端逐渐变细(图2.11)。细毛发在所有毛发中的占比不超

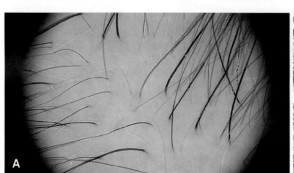

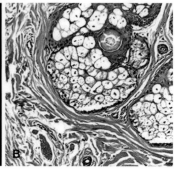

图 2.11　毳毛

A、B. 雄激素性脱发的毳毛毛发(毛干直径细),亦可见单根毛发的毛囊单位数量增加(×20);毳毛毛囊的毛干细(<0.03 mm)、内毛根鞘较之更粗。

过 10%。健康人前额和枕部区域的细毛数量为 2 根/视野(×20),颞部为 3 根/视野(×20)。正如在雄激素性脱发中,细毛比例升高(≥20%)被认为是毛囊微小化的特点,病理上对应毳毛/微小化毛囊数量增多。

(4)女性颞部区域毛发密度较低。

2.3 色素网络

Fitzpatrick Ⅰ~Ⅲ型浅色皮肤的个体,除非有过日晒,正常头皮的色素网是不可见的(图 2.12)。Fitzpatrick Ⅳ~Ⅵ型皮肤中,正常的色素网呈蜂窝状,即颜色均一的深色网格线(对应表皮突基底层的色素)和浅色区域(对应真皮乳头)(图 2.13)。

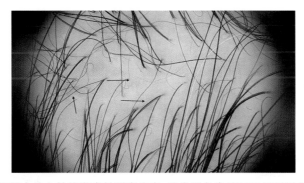

图 2.12 该例有日晒史的女性雄激素性脱发患者,正常的色素网呈不规则强化(黑色箭头,×20)

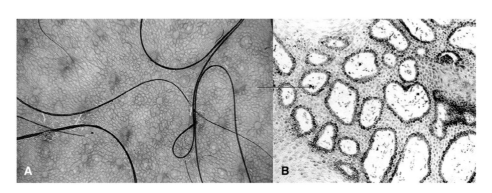

图 2.13 Fitzpatrick Ⅴ型皮肤的头皮色素网络

A、B. Fitzpatrick Ⅴ型皮肤患者的正常色素网络(×50):在病理上深色线条对应色素性表皮突,白色的中心对应真皮乳头(红色箭头)(Fontana-Mason 黑色素染色)。

Fitzpatrick Ⅳ~Ⅵ型皮肤瘢痕性脱发患者的白色或褐色斑片是异常的色素网,分别对应取代毛囊开口的纤维组织和炎症后色素沉着(图 2.14)。

2.4 血管系统

Rudnicka 等已经确认了 18 种头皮的血管排列类型,并认为大量特定形态的血管数量比

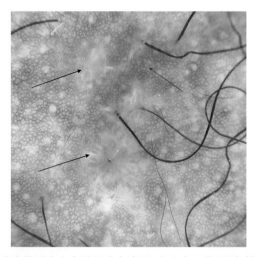

图2.14　一例中央离心性瘢痕性脱发患者的异常色素网,有白色斑片(黑色箭头)和深色斑片(红色箭头)

发现特定的血管类型对诊断更有提示作用。

（1）头皮的正常血管形态包括点状血管、额颞部的单圈/线性血管袢以及颞枕部的细树枝状血管(图2.15、图2.16)。

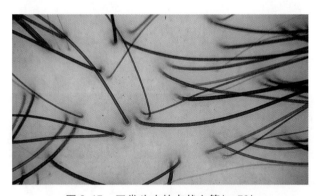

图2.15　正常头皮的点状血管(×50)

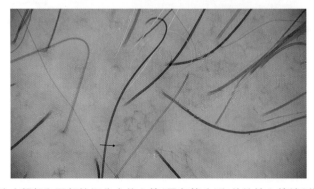

图2.16　正常头皮额部和颞部的细分支状血管(黑色箭头)和单纯性血管袢(蓝色箭头)(×50)

（2）血管网是由细树枝状血管形成的毛囊间细小网格,通常见于枕部头皮,对应真皮乳头层的浅丛血管伴毛细血管祥(图 2.17)。

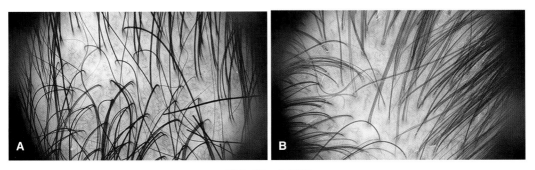

图 2.17　血管网

A、B. 在头发间由细长的血管形成一个网格,这在男性枕部头皮上是正常的表现(×20 倍)。

(3) 最常见的异常血管模式包括粗树枝状血管(盘状红斑狼疮)、肾小球样血管/扭曲的红色血管祥(银屑病)、同心圆样毛囊周围线状血管(瘢痕性脱发),以及不规则迂曲扩张的毛细血管(皮肌炎)(图 2.18、图 2.19)。

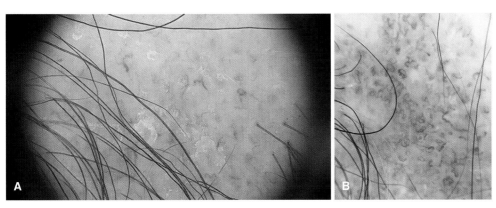

图 2.18　盘状红斑狼疮患者异常的迂曲/蛇形的毛细血管

A. ×20;B. ×10。

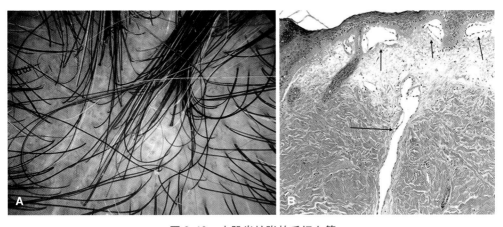

图 2.19　皮肌炎扩张的毛细血管

A. 皮肌炎患者扩张的毛细血管(×10,由 Julio Jasso 医生提供);B. 病理上对应显著扩张且伸长的毛细血管。

2.5 本章要点

（1）正常直径的白色毛发更加粗糙和干燥，因此自由应用一定量的浸润液有助于更好地观察毛干（图 2.20）。

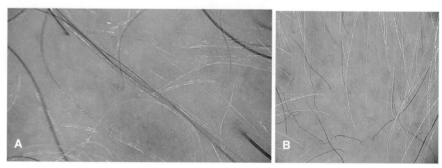

图 2.20 白发

A. 白发，使用少量浸润凝胶（×50）；B. 白发，使用大量浸润凝胶（×20）。

（2）雄激素性脱发中的局灶性无毛，类似用铅笔擦擦除的脱发区域，较难与局限性瘢痕性脱发相鉴别，需进行活检来明确诊断。

（3）采用放大倍率更高（×40 及以上）的皮肤镜图像处理工作站并用浸润液去除会引起光反射的附着鳞屑，可以更好地观察血管形态。

（4）青春期前儿童的正常头皮可见"脏点"——0.1～0.5 mm 聚集和分散排列的颗粒碎屑。亦可见于老年患者，但数量较少。在这些年龄层次的人群中，头皮的"脏点"反映了皮脂腺发育不足/萎缩，缺乏皮脂来清除这些碎屑（见第 1 章）。

（5）染发剂清洗不恰当，会沉积在毛囊开口，类似黑点征。毛囊间存在染料斑点可以是一条有用的线索。

2.6 拓展阅读

［1］ Miteva M, Tosti A. Dermatoscopy of hair shaft disorders. J Am Acad Dermatol. 2013 Mar;68(3):473 - 481. doi:10.1016/j. jaad.2012.06.041. Epub 2012 Aug 30. Review.

［2］ Rakowska A. Trichoscopy (hair and scalp videodermoscopy) in the healthy female. Method standardization and norms for measurable parameters. J Dermatol Case Rep. 2009;3(1):14 - 19.

［3］ Rudnicka, L, Oszewska M, Rakowska A, eds. *Atlas of Trichoscopy-Dermoscopy in Hair and Scalp Disease*. 1st ed. London: Springer-Verlag; 2012:11 - 46.

［4］ Vincenzi C, Tosti A. Trichoscopy patterns. In: Tosti A, ed. *Dermoscopy of the Hair and Nails*. 2nd ed. Boca Raton: CRC Press; 2016:1 - 20.

［5］ Zhang X, Caulloo S, Zhao Y, Zhang B, Cai Z, Yang J. Female pattern hair loss: clinico-laboratory findings and trichoscopy depending on disease severity. Int J Trichology. 2012;4(1):23 - 28.

（胡瑞铭　盛友渔 译）

3

头皮活检的实用技巧

3.1 概述

（1）正确的脱发病理诊断需要理想的头皮活检。

（2）目前认为应通过皮肤镜选择头皮活检的理想部位，尤其对于瘢痕性脱发。

（3）标本的理想数目、大小以及部位因人而异，将在下文讨论。

3.2 样本大小

身体其他部位的皮肤活检可以使用 2～6 mm 环钻，而头皮活检则不同。头皮活检的标准尺寸是 4 mm 环钻，深达皮下组织。标本被一分为二，并被处理为横切面（水平）或垂直切面。皮肤科医生应根据他们的临床判断在其临床申请表中建议最佳的等分类型。如果申请表中未指定，皮肤病理学家将根据他们自身的经验判断将标本处理为垂直或水平切片。

（1）一般情况下，瘢痕性脱发推荐收取两个标本：一个用于水平切片，一个用于垂直切片。水平切片可以观察到毛囊结构的全局，识别局灶性疾病，而垂直切片则显示真皮-表皮交界处和表皮。如果患者只同意做一次活检，则选择水平切片更佳。

（2）对于非瘢痕性脱发的患者，通常收取一个或两个样本，并且只制作水平切片。其优点是可以提供毛囊总数、毛囊单位总数、生长期和休止期毛囊的比例、终毛毛囊和微小化毛囊的比例等信息。

3.3 弥漫性或局限性脱发

头皮活检的位置和标本的数量取决于皮肤科医生判断该患者为弥漫性脱发还是局限性脱发。

3.3.1 弥漫性脱发

在均匀弥漫性脱发（隐匿性斑秃、慢性休止期脱发）中，通常从头皮顶部取一个标本就足够了。在雄激素性脱发中，由于发病主要位于顶部，因此也建议从顶部头皮进行单次活检。对于发缝在头顶中央者,为防止出现可见瘢痕,应避免在中线区域取材(图3.1)。

在弥漫性但非均匀脱发(弥漫性和斑片状脱发)中,建议进行两次活检以获取两个标本,一个来自头皮顶部,一个来自斑片状脱发区域。

3.3.2 局限性脱发

在出现瘢痕的局限性脱发中,应从病变边缘获取1~2个标本,因为中心区域通常仅存在瘢痕,能给病理学家提供的诊断信息很少(图3.2)。但是,如果怀疑中心区域可能为非瘢痕性(例如,在临床检查和毛发镜检查中,斑秃患者局部注射糖皮质激素所致脂肪萎缩与瘢痕性脱发可能难以区分),也建议在中心区域进行活检。活检应在毛发镜引导下进行。

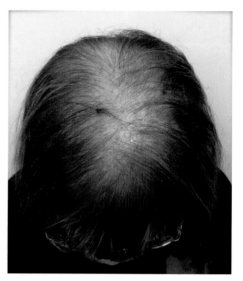

图3.1 避免在中线区域活检,以降低产生肉眼可见瘢痕的风险

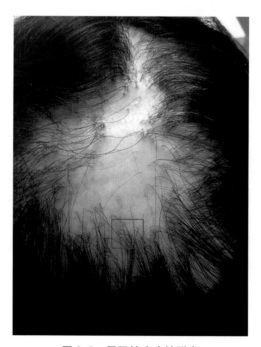

图3.2 局限性瘢痕性脱发

对边缘区域包含毛发的1~2个标本进行取材。在中央区域,活检仅可见瘢痕组织。

3.3.3 多种脱发合并

当怀疑有两种或两种以上类型脱发合并时,需要两个或更多标本。与毛发扁平苔藓相关的前额纤维化性脱发病例和(或)弥漫性斑秃病例需要分别从头皮额部、顶前区和顶部进行活检。

3.4 如何进行头皮活检

（1）将所有必要的工具放入托盘（图3.3）。在钻孔取标本之前将缝合线穿入缝合针，有助于节省时间，更快地止血。

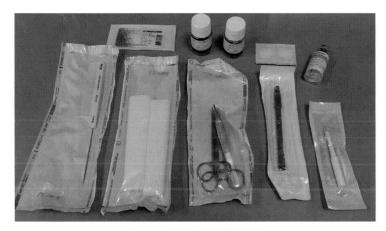

图3.3 活检托盘所含物料

包含：无菌梳、纱布、2-0或3-0单股尼龙缝合线、剪刀、持针器、有齿眼科镊、皮肤标记笔、4 mm环钻、含有肾上腺素的注射麻醉剂。活检瓶内装有福尔马林。

（2）借助皮肤镜预先选择活检部位。

（3）用不可擦除的手术标记笔标志该部位，以便在消毒后仍可看到所选位置（图3.4）。

（4）提前与患者及其心内科主治医生讨论是否可以停用抗凝药物。银杏叶提取物和其他草药补充剂也可能会导致出血时间延长，如病情允许，应停止使用。

（5）用含或不含氯己定的70%酒精消毒。应使用剪刀剪掉活检部位的头发以便活检。长发缠绕在环钻周围会导致取材困难。

（6）明确活检部位后，让患者45°斜躺在舒适的担架床上，用含有血管收缩剂的局部麻醉剂（2%利多卡因和1：50 000肾上腺素）进行麻醉，每个麻醉点注射体积为0.5～1 ml。头皮是一个血管丰富的区域，因此血管收缩剂需要时间来发挥作用（约30分钟）。

年轻患者比年长患者出血更多，所以老年患者等待的时间可能较短。

如果活检区域在皮肤镜检查中显示血管扩张和红斑，活检可能较易出血。

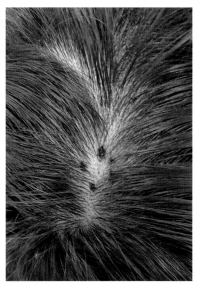

图3.4 标记选中的头皮活检区域，剃除头发使活检更加顺利

（7）使用4mm环钻，并向同一方向旋转，直至到达皮下区域（图3.5）。要求获取垂直切片时，应顺着毛发的角度插入环钻以免横切毛囊。要求获取水平切片时，角度并不重要，环钻可以垂直插入。轻轻取出环钻并用眼科剪剪开，不要挤压标本，以避免组织损伤（图3.5）。有时，需要用带齿的眼科镊和眼科剪来切割皮下组织。将处理好的标本放入福尔马林中，然后送到病理实验室（图3.6）。

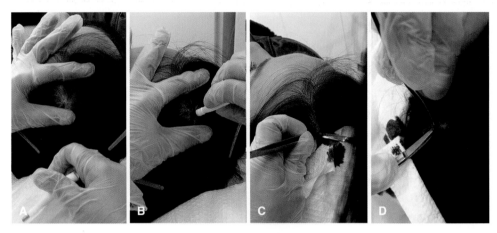

图3.5　头皮活检过程

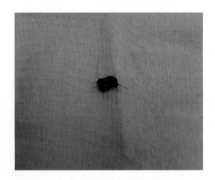

图3.6　获取的标本包含皮下组织

（8）使用2-0或3-0单股尼龙缝合线，如果没有自动脱落，应在术后7～14天拆线（图3.7）。

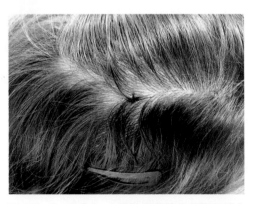

图3.7　3-0或2-0单股尼龙缝合线用于缝合

（9）活检后使用过氧化氢和70％酒精（含或不含氯己定）消毒。

3.5　本章要点

（1）不要选择没有毛囊的瘢痕区域（怀疑硬斑病除外）。

（2）在斑片状瘢痕性脱发中，边缘通常显示活动迹象。其他理想的活检部位包括毛囊周围红斑和毛周鳞屑。始终使用皮肤镜选择理想区域。

（3）避免从有脓疱的区域取标本，否则病理科医生只能观察到中性粒细胞的聚集。

（4）一些伴随的头皮状况，如脂溢性皮炎和面部以外的玫瑰痤疮，可能提示活检的最佳部位。在这些情况下，最好先分别使用洗发剂和抗生素治疗患处，并在鳞屑控制后进行活检。例如，如果在淋巴细胞性瘢痕性脱发中未治疗伴发的感染，则病理学报告可能会错误地诊断为中性粒细胞性脱发。

（5）病理申请表应包含所有相关信息：患者的照片号、年龄、脱发病程、脱发类型（弥漫性或斑片状）、部位和毛发镜检查详细信息。

3.6　拓展阅读

［1］Miteva M, ed. *Alopecia*. Elsevier. Chapter 2. 2017.

［2］Miteva M. A comprehensive approach to hair pathology of horizontal sections. Am J Dermatopathol. 2013;35(5):529-540.

［3］Miteva M, Tosti A. Dermoscopy guided scalp biopsy in cicatricial alopecia. J Eur Acad Dermatology Venereol. 2013;27(10):1299-1303.

［4］Sinclair R, Jolley D, Mallari R, Magee J. The reliability of horizontally sectioned scalp biopsies in the diagnosis of chronic diffuse telogen hair loss in women. J Am Acad Dermatol. 2004;51(2):189-199.

［5］Sperling LC, ed. *An Atlas of Hair Pathology with Clinical Correlations*. Vol. 1. New York: Parthenon Publishing Group; 2003.

［6］Sperling LC. Scarring alopecia and the dermatopathologist. J Cutan Pathol. 2001;28(7):333-342.

［7］Stefanato CM. Histopathology of alopecia: a clinicopathological approach to diagnosis. Histopathology. 2010;56(1):24-38.

［8］Whiting DA. Scalp biopsy as a diagnostic and prognostic tool in androgenetic alopecia. Dermatol Ther. 1998;8:24-33.

（曹蕾　王磊 译）

4

水平切片及水平切片的正常头皮解剖学介绍

4.1 概述

进行头皮活检是为了：

(1) 鉴别瘢痕性脱发与非瘢痕性脱发。

(2) 根据水平切片中毛囊形态和毛囊计数及比例，确定非瘢痕性脱发的类型。

(3) 通过评估有无炎症浸润、炎症细胞密度以及毛囊瘢痕形成的程度来确定瘢痕性脱发的疾病活动性。这对有意植发治疗的瘢痕性脱发患者尤为重要。

水平切片和垂直切片均可用于毛发疾病的病理诊断，但只有水平切片才能评估不同层次的毛囊结构，进行毛囊计数和比例分析（图4.1）。水平切片也可用于检测临床特征不明显的局灶性瘢痕性脱发。在同一患者中同时使用水平和垂直切片可以提高诊断准确率。然而，

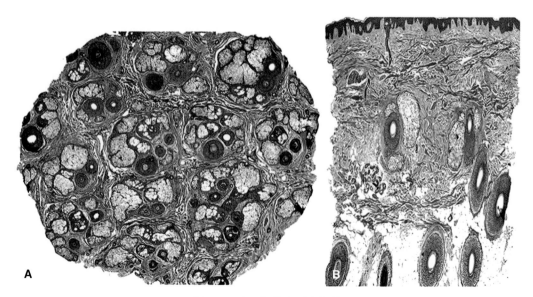

图4.1 水平切片和垂直切片

A. 水平切片可以评估毛囊的结构及毛囊计数：14个毛囊单位，20个毛囊，终毛：毳毛比例1∶1，休止期毛囊占40%；B. 垂直切片：仅见6个毛囊，无法进行更精准的毛囊评估。

如果非瘢痕性脱发患者仅有一次活检,应将其二等分用于水平切片。

4.2 最常用的技术

4.2.1 Headington 技术

应用最广泛的技术是 John Headington 于 1984 年发明的。它是在真皮/皮下组织交界处上方 1 mm 或真皮-表皮交界处下方 1 mm 处将标本在水平面上一分为二(图 4.2),这大约是毛囊峡部水平,将两部分进行断面墨汁染色,包埋于同一蜡块中。

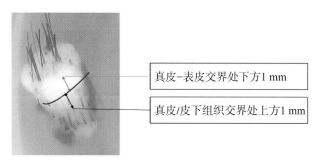

真皮-表皮交界处下方 1 mm

真皮/皮下组织交界处上方 1 mm

图 4.2 用手持式皮肤镜离体检查环钻标本,根据 Headington 技术示范正确的二等分层面(红线所示)

上半部分的逐层切片接近表皮层(这样在毛囊计数时可以包含所有的毳毛毛囊),下半部分的逐层切片接近皮下脂肪层(这样可以评估毛囊球部)(图 4.3)。如果标本被正确地二等分,12~20 张切片就足以评估所有层次的毛囊并做出诊断。

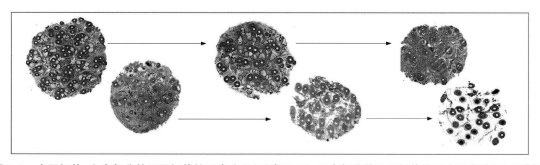

图 4.3 水平切片:上半部分的逐层切片接近表皮层(毛囊开口),下半部分的逐层切片接近皮下脂肪层(毛球部)

4.2.2 不恰当的二等分法

在毛囊漏斗部或皮下组织处将标本一分为二,则需要大量的逐层切片才能达到峡部水平(有时超过 50 张),这样既不经济又耗时(图 4.4)。

断面与皮面不平行而相切,导致斜切面显示多个层次的特征和扭曲的毛囊形态(图 4.5)。这会导致毛囊计数不准确。在某些情况下,样本甚至需要重新定向,这会导致组织损耗丢失。

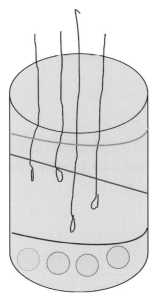

图 4.4　错误的水平切片二等分法示意图

　　切割平面太高,过于接近表皮(绿色),或切割平面太低,过于接近皮下组织(红色),这些都会导致需要 50 张以上切片才能做出诊断。在切向平面二等分(蓝色),并将组织斜着包埋在标本盒中,产生的斜切面具有各个层面的混合特征。

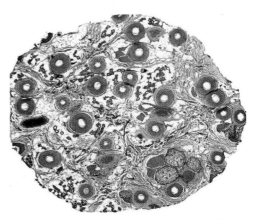

图 4.5　切向切面提示低位特征(皮下脂肪组织及汗腺螺旋部)以及高位毛囊水平(皮脂腺)。注意不要将同一毛囊计数两次

4.2.3　其他技术(图 4.6)

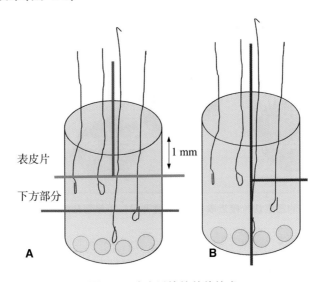

图 4.6　头皮活检的其他技术

A. HoVert 技术;B. Tyler 技术

　　(1) HoVert 技术:将标本在皮肤表面下方约 1 mm 处横切,以形成表皮片及其下方部分。表皮片被一分为二并以常规方式包埋以获得垂直切片。下方部分连续切割并包埋以获得水平

切片。这样就可以同时评估表皮、真皮-表皮交界处和毛囊结构,并可能进行毛囊计数。

（2）Tyler 技术:先将标本垂直一分为二,然后再将其中的一半另外横向二等分。这样可以在垂直切片上评估整个标本,并有利于判定毛囊结构。然而,由于标准毛囊计数建立在 4 mm 环钻标本的基础上,因此这种技术无法做到精确计数。

4.3 毛囊皮脂腺/毛囊单位

毛囊是皮肤内存活的上皮结构,通过生长期、细胞凋亡介导的退化(退行期)和静止(休止期),产生无活性的角质化毛干(表 4.1)。多个毛囊被组织形成毛囊单位(follicular unit, FU),后者在峡部水平最容易看到六边形结构,包含有 3～4 个终毛毛囊和最多 1 个毳毛毛囊,并附有皮脂腺和立毛肌,周围绕以疏松的结缔组织(图 4.7)。4 mm 环钻标本的正常毛囊单位数量为 10～14 个。在瘢痕性脱发中,毛囊单位被破坏,替之以纤维化组织(毛囊脱失)。

表 4.1　毛囊类型

分类依据	毛囊类型	毛囊特点
根据毛干直径	终毛	≥0.06 mm ● 眉毛:长 5～10 mm ● 睫毛:长 5～10 mm,为体毛中直径最大的毛发
	中间发	0.03～0.06 mm ● 出生后毛发:毛小皮粗糙,散在色素沉着,碎片状髓质 ● 早期雄激素性脱发,中间发毛囊数目增多
	毳毛	≤0.03 mm ● 无髓质,细,无色素沉着 ● 无附着皮脂腺 ● 毛球部在真皮层 ● 雄激素脱发患者头皮中的微小化毛囊通常被认为毳毛毛囊
根据毛囊周期	生长期	毛囊处于生长阶段(Ⅰ～Ⅳ) ● 占所有头皮毛囊的 85％～90％ ● 生长期持续 2～7 年(体毛、眉毛和睫毛的生长期较短) ● 毛囊毛球部位于皮下组织 ● 显示出正常毛囊的所有层次 ● 内毛根鞘在峡部水平解体
	退行期	毛囊处于向退化转化的阶段 ● 占所有头皮毛囊的不到 1％ ● 退行期持续 2～3 周 ● 毛干向上退缩,外毛根鞘收缩,毛囊上皮细胞发生凋亡
	休止期	毛囊处于退化阶段的毛囊 ● 占头皮毛囊的 15％ ● 休止期持续 3 个月 ● 角化的毛干退化为被萎缩的外毛根鞘包围的锯齿状明亮的角蛋白团 ● 休止期生发单位(telogen germina unit, TGU)在杵状发(完全角化的无生命的毛发)下方形成:杵状发脱落后残留的基底细胞样栅栏状上皮束,此时没有细胞凋亡,这是处于细胞的终末阶段

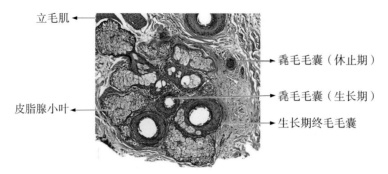

立毛肌

皮脂腺小叶

毳毛毛囊（休止期）

毳毛毛囊（生长期）

生长期终毛毛囊

图 4.7　毛囊单位

要点：

（1）4 mm 环钻活检标本的截面面积为 12.6 mm²，而 3 mm 环钻的截面面积为 7 mm²。

（2）正常的毛囊单位密度：12～14 个（在 4 mm 环钻标本中）。

（3）毛囊单位在真皮中部水平有序分布（峡部）。

（4）毛囊单位在真皮浅层水平呈线性分布（漏斗部）（图 4.8）。

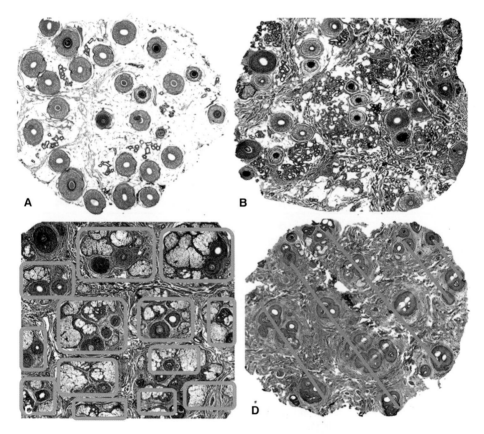

图 4.8　水平切片中的各个毛囊层面

A. 毛球部；B. 毛球上部；C. 峡部；D. 漏斗部。

4.4 毛囊层次

毛囊由永久部和非永久部组成(图4.9)。毛囊上部的永久性部分不可再生,包括峡部和漏斗部。毛囊下部的非永久性部分是毛囊的循环部分,可再生毛干,由伴毛乳头的毛球部和终至Adamson边缘(标志角化区的上边缘,毛球部的有核细胞变成茎部的无核细胞)的毛球上部分组成。

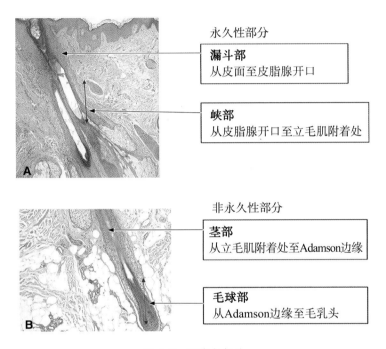

永久性部分

漏斗部
从皮面至皮脂腺开口

峡部
从皮脂腺开口至立毛肌附着处

非永久性部分

茎部
从立毛肌附着处至Adamson边缘

毛球部
从Adamson边缘至毛乳头

图4.9 毛囊各部分

(1)毛球部水平包含随机分布在脂肪组织内的毛球。毛球部由快速增殖的毛基质细胞和围绕毛乳头(成纤维细胞和血管)的毛囊色素单位(黑素细胞)组成。毛乳头由结缔组织形成,呈倒置的松果状,与终止于漏斗部水平的毛囊结缔组织鞘相连。在退行期,毛乳头紧贴毛囊隆突部。在水平切片上,其随机分布的模式类似草坪上的雏菊(图4.10)。毛囊索是残留纤维血管结构,在退行期发生时由非永久性部分形成,在脱发中可以有很多(正常头皮活检标本最多有2个毛囊索)(图4.11)。它们位于脂肪组织内(对终毛毛囊而言)和真皮内(对毳毛毛囊而言)中。毛囊索可能含有淋巴细胞(斑秃)、色素管型(斑秃、拔毛癖)和碎裂的毛干(瘢痕性脱发)。

(2)毛球上部水平大约从Adamson边缘至立毛肌附着处。这是汗腺螺旋部所在的层次(图4.12)。

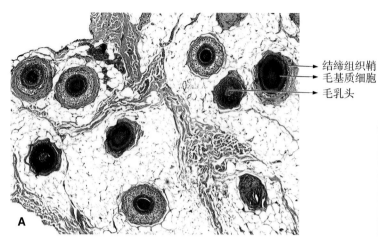
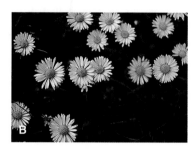

结缔组织鞘
毛基质细胞
毛乳头

图 4.10　毛球部

A. 毛球层面显示毛球随机分布;B. 类似于雏菊草坪。

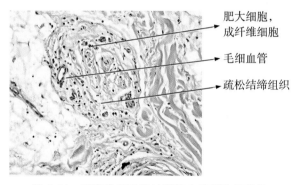

肥大细胞,
成纤维细胞

毛细血管

疏松结缔组织

图 4.11　毛囊索是残留的纤维血管螺旋状结构

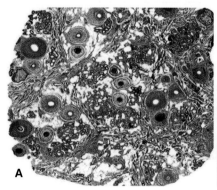
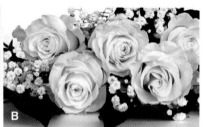

图 4.12　毛球上部

A. 毛球上部水平的特征为随机分布的毛囊、汗腺螺旋部和局灶成簇的脂肪细胞;B. 这张图片让人联想到玫瑰花束。

　　(3) 峡部水平包含组成毛囊单位的毛囊,从皮脂腺开口至立毛肌附着处。每个毛囊单位都被疏松的结缔组织所包绕,后者是真皮鞘的延伸,含有血管、弹性纤维和神经网络。下峡部在一个小的上皮性育儿袋中含有上皮和黑素细胞的毛囊干细胞,称为隆突部,位于立毛肌的插入部位(图 4.13、图 4.14)。

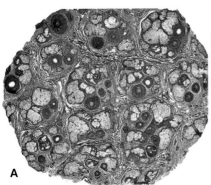
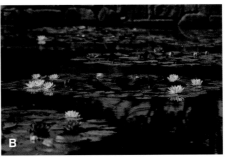

图 4.13 峡部

A. 峡部水平：毛囊单位组织呈六边形结构；B. 毛囊及附着的皮脂腺像一水池长着大叶子的睡莲。

隆突

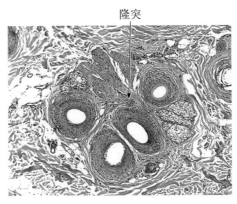

图 4.14 该立毛肌插入点水平的外毛根鞘上皮性凸起，即隆突部

（4）漏斗部是 2～3 根毛干通过一个普通开口离开头皮的位置，与毛囊间的表皮有着共同的分层结构（图 4.15）。

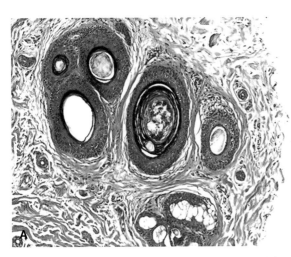
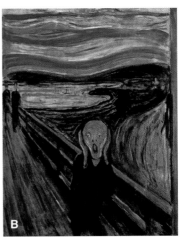

图 4.15 漏斗部

A. 在漏斗部，毛囊开口类似骷髅或猴子的脸，注意正中部的开口存在颗粒层及角质层；B. 右边的油画是爱德华·蒙克的作品《呐喊》。

要点：

（1）来自非洲人和非洲裔美国人血统的活检结果显示：不对称的毛球（扭曲到一侧）、成对的毛囊和毛干的不对称位置（分别在毛球上部和毛囊上部水平的不对称性外毛根鞘）（图 4.16）。成对的毛囊是正常的表现，不应将其误认为是瘢痕性脱发中的复合毛囊。

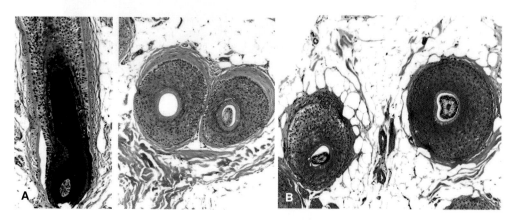

图 4.16　弯曲（不对称）的毛球，成对的毛囊及毛干的不对称位置，见于非洲裔美国人的头皮活检标本

（2）皮脂腺在不同年龄发生形态上的变化，从出生时充分发育的腺体（受母体激素的刺激）到青春期前发育不全的蔓套状上皮结构，再到青春期的正常腺体，最后肾上腺功能停滞/更年期时发生再次萎缩。

（3）目前的观点是来自同一个 FU 的毛囊共享一个立毛肌，借此在峡部水平将 FU 中的每个毛囊固定在一起，这有助于维持毛囊的完整性。

（4）眉毛和睫毛处的毛囊不会组成 FU。

（5）睫毛毛囊的毛球部在真皮内。

（6）睫毛毛囊没有立毛肌。

4.5　生长期

生长期毛囊的特点是毛囊上皮鞘呈同心圆排列（图 4.17）。

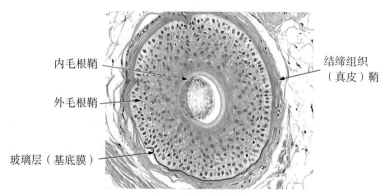

图 4.17　生长期毛囊

（1）通过毛球部细胞迁移组成皮质，从而形成毛干（由毛小皮、皮质和髓质组成）。在 Adamson 边缘（角质形成区的最上缘），有核的毛干完全角化，并转化为坚实的无核角蛋白。Wnt 信号转导通路在正常的毛囊基质细胞中被激活，以诱导其向毛干分化。

（2）内毛根鞘（inner root sheath，IRS）包括三层：亨勒层、赫胥黎层和鞘小皮，在光镜下无法辨别，它将毛干紧紧地固定在毛囊上。内毛根鞘在峡部水平发生突然的（毛鞘）角化和解体。

（3）外毛根鞘（outer root sheath，ORS）从毛球部延伸到漏斗部，在漏斗部与毛囊间的表皮相连。ORS 在毛球的顶端为单层，在毛球的上部变成多层。ORS 的细胞由于含有糖原而淡染，并在峡部水平以毛鞘模式开始角化。ORS 中的角质形成细胞也在峡部形成隆突。ORS 含有黑素细胞、朗格汉斯细胞和梅克尔细胞，以及调控人类毛囊生长周期的关键生长因子。ORS 充当内毛根鞘和毛发的套管。毛发在生长期向上移动的速度比 ORS 细胞更快。它通过桥粒连接到 IRS（亨勒层），通过玻璃层连接到结缔组织鞘。

（4）玻璃层（基底膜）是类似于上皮基底膜的结构，它将 ORS 和结缔组织鞘分开。

（5）结缔组织（真皮）鞘有两个组成部分：外层是纵向排列的胶原束，内层是包绕毛囊的胶原束。它主要由 I 型胶原蛋白、血管和成纤维细胞组成。

4.6 退行期

在退行期，毛干近端角化形成杵状发，而毛囊的远端部分因细胞凋亡而退化。ORS 收缩，出现明显的单个细胞凋亡，并被增厚的玻璃层（基底膜）包围（图 4.18）。

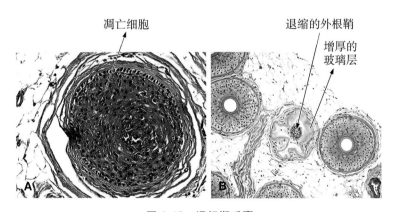

图 4.18 退行期毛囊

4.7 休止期

休止期的杵状发位于隆突部水平。退化的毛干在退缩的 ORS 内呈光亮变性的锯齿状角蛋白团块。休止期生发单位（telogen germinal unit，TGU）在休止期杵状发的下方形成。它是一种星号状结构，由呈栅栏状排列的基底样细胞形成，中央很少或没有角化（图 4.19）。

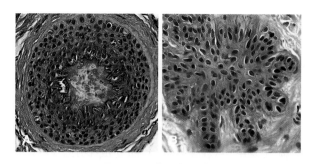

图 4.19　休止期毛囊

　　由于其形态类似于各种植物,在水平切片中很容易识别生长期、退行期和休止期毛囊(图 4.20)。

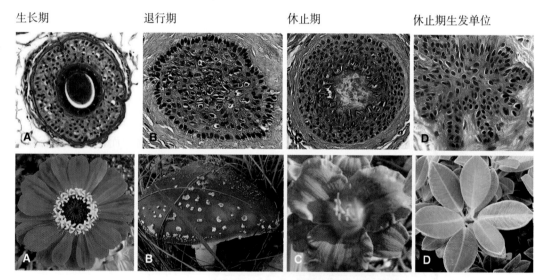

图 4.20　毛囊类型与常见植物在视觉上的相似性

A.生长期;B.退行期;C.休止期;D.休止期生发单位。

4.8　毳毛

　　毳毛毛囊是"迷你版"的终毛毛囊,其毛球部位于真皮的上中部。毛球部没有大量的色素(与生长期终毛毛囊的毛球部相比),其上皮基质和毛乳头也很小。毳毛毛囊/微小化毛囊的周期性循环更快,因此头皮活检标本中会见到许多处于休止期的毛囊(图 4.21)。

　　要点:

　　(1)胎儿时期毛囊处于同一周期。出生后数周,前额头皮的毛囊进入休止期。枕部头皮的毛囊在 8～12 周进入休止期,这可能导致枕部区域短暂的脱发,称为新生儿过渡性脱发。到 12～16 个月大的时候,头皮上已出现发育完全的终毛毛囊。

　　(2)眉毛毛囊生长期为 2～3 周,睫毛毛囊为 4～10 周。

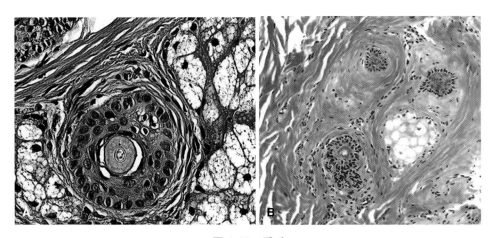

图 4.21　毳毛

A. 生长期毳毛：内毛根鞘比毛干粗；B. 真皮上部的休止期毳毛。

（3）如果在退化毛球的正上方和杵状毛发的下方水平进行二等分，水平切片上很难区分休止期终毛毛囊和休止期毳毛毛囊。休止期毳毛毛囊通常位于皮脂腺水平以上，而休止期杵状发位于更低的隆突部水平（图 4.22）。

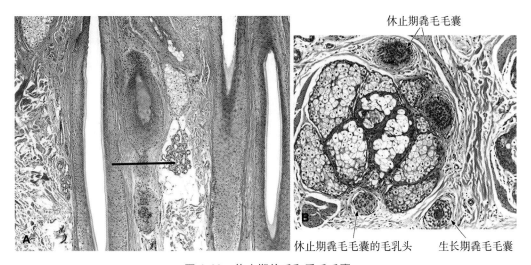

图 4.22　休止期终毛和毳毛毛囊

A. 休止期终毛毛囊，在退化毛球的正上方一分为二（下峡部水平）；B. 休止期毳毛毛囊处于更高的层面（超过隆突部的上峡部水平）。

（4）只有在隆突部以下水平，才能区分生长期、退行期和休止期毛发。

（5）退行期毛囊不可避免地会进入休止期，因此它们与所有的休止期终毛毛囊和 TGU 一起计数。

4.9　如何评估水平切片

评估水平切片需要了解不同水平的正常毛囊结构，并根据毛囊周期阶段和毛干直径识别不同类型的毛囊。

创建一份病理报告的步骤包括：

（1）评估毛囊的结构——维持原状（在峡部水平有序组合的毛囊单位）或发生变化（毛囊脱失区域和一些其他特征，如皮脂腺萎缩）。

（2）毛囊单位计数。

（3）毛囊计数——生长期终毛毛囊、休止期终毛毛囊（同时计算退行期毛囊、休止期毛囊和休止期生发单位）、生长期和休止期毳毛毛囊。对毛囊索进行计数，但不将其添加到任何毛囊计数中。笔者认为中间型毛囊应该和毳毛毛囊一起计算，因为随着时间的推移，它们不可避免地会变成微小化毛囊。应在毛球部水平开始计数生长期终毛毛囊，并在毛球上部水平和峡部增加额外的计数（通常增加2—3个）。生长期终毛毛囊不应在漏斗部计数，而生长期毳毛毛囊应在峡部和漏斗部水平计数，因为它们固定在真皮网状层和乳头层。在完成所有毛囊计数后，提供毛囊密度的最终数值（图4.23）。

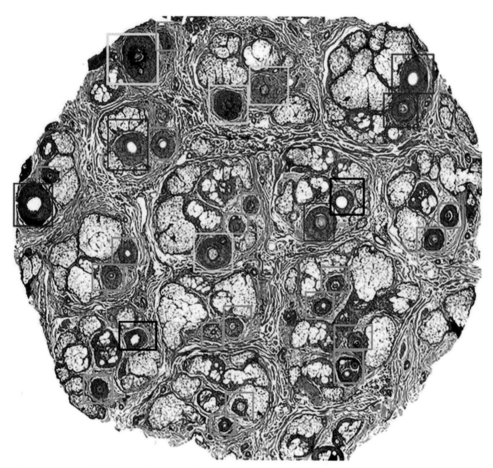

图4.23　一例晚期雄激素性脱发合并休止期脱发患者的毛囊计数：14个毛囊单位，27个毛囊，5个生长期终毛（红色），4个休止期终毛（黄色），16个生长期毳毛（蓝绿色），2个休止期毳毛（蓝绿色）；休止期毛囊计数占44%，终毛：毳毛比例为0.5∶1；中间型毛囊（黑色）没有包括在计数中

（4）终毛：毳毛＝（生长期终毛毛囊＋休止期终毛毛囊）∶（生长期毳毛毛囊＋休止期毳毛毛囊）（表4.2和4.3）。

表4.2　正常毛囊的平均比值和计数(4 mm环钻活检)

毛囊单位	10～14
毛囊密度	38～40(每平方毫米2～3.1个毛囊)
生长期终毛毛囊	31
休止期终毛毛囊	2
毳毛毛囊	5
毛囊索	2
终毛∶毳毛	≥4∶1
休止期毛囊计数	≤15%

表4.3　最常见形式非瘢痕性脱发的平均毛囊计数和比值

毛发计数	正常头皮	慢性休止期脱发	雄激素性脱发	隐匿型斑秃
毛囊单位	13	13	13	10
终毛毛囊	35	35	23	17
毳毛/微小化毛囊	5	4	12	8
毛囊索	1～2	3	8	6
生长期∶休止期毛囊	93.5∶6.5	89∶11	83.2∶16.8	67∶33
终毛∶毳毛	7∶1	9∶1	1.9∶1	3∶1

（5）休止期毛囊比例＝（休止期终毛毛囊计数）/（生长期终毛毛囊＋休止期终毛毛囊数计数）×100%。

（6）对其他发现的评论，如毛囊周围纤维化、炎症浸润、毛干碎裂等。

要点：

（1）瘢痕性脱发通常不计算毛囊比值。

（2）如果在切片边缘仅看到毛囊的一部分，该毛囊不应包括在该水平的计数中。

（3）大部分毛囊计数的数据来自对高加索人的研究。来自非洲裔美国人、亚洲人和墨西哥人群的正常头皮活检数据显示，这些人群的毛囊密度较低，每4 mm头皮活检标本分别为22、15（或每平方毫米1.2个毛囊）和23个毛囊。了解这一点，可以避免在这些人群中过度诊断少毛症/脱发。

4.10　拓展阅读

[1] Elston D. The 'Tyler technique' for alopecia biopsies. J Cutan Pathol. 2012 Feb;39(2):306.

［2］ Headington JT. Transverse microscopic anatomy of the human scalp. A basis for a morphometric approach to disorders of the hair follicle. Arch Dermatol. 1984 Apr；120(4)：449－456.

［3］ Lee HJ, Ha SJ, Lee JH, Kim JW, Kim HO, Whiting DA. Hair counts from scalp biopsy specimens in Asians. J Am Acad Dermatol. 2002 Feb；46(2)：218－221.

［4］ Schneider MR, Schmidt-Ullrich R, Paus R. The hair follicle as a dynamic miniorgan. Cur Biol. 2009；19(3)：132－142.

［5］ Miteva M Hair pathology: the basics in Alopecia, In Miteva M, ed. *Alopecia*. 1st ed. Elsevier, 2018：23－41.

［6］ Miteva M. A comprehensive approach to hair pathology of horizontal sections. Am J Dermatopathol. 2013 Jul；35(5)：529－540.

［7］ Miteva M, Lanuti E, Tosti A. Ex vivo dermatoscopy of scalp specimens and slides. J Eur Acad Dermatol Venereol. 2014 Sep；28(9)：1214－1218.

［8］ Nguyen JV, Hudacek K, Whitten JA, Rubin AI, Seykora JT. The HoVert technique: a novel method for the sectioning of alopecia biopsies. J Cutan Pathol. 2011 May；38(5)：401－406.

［9］ Poblet E, Ortega F, Jiménez F. The arrector pili muscle and the follicular unit of the scalp: a microscopic anatomy study. Dermatol Surg. 2002 Sep；28(9)：800－803.

［10］ Sperling LC. Hair density in African Americans. Arch Dermatol. 1999 Jun；135(6)：656－658.

（王磊　杜旭峰 译）

毛发镜引导下的头皮活检

5.1 概述

应用毛发镜引导选择最佳头皮活检部位的理念，类似于应用成像技术引导获取最佳组织标本（例如超声引导下细针穿刺实体肿瘤）。任何手持式皮肤镜或皮肤镜图像诊断工作站均可用于引导皮肤活检。最实用的就是将手持式皮肤镜（如美国 3 Gen 公司的 Dermlite 或德国 Bad Birnbach 公司的 FotoFinder 系统）与相机或手机连接，这些设备可以获取皮肤镜图像并以高倍率放大观察细节，皮肤镜下选择特征性区域并用手术笔标记，再次拍照采集图像，可协助病理科医生发现与病理相对应的特征。

该方法的优点包括：

（1）毛发镜无创、高效和经济。

（2）帮助临床医生发现早期/局限性瘢痕性脱发，选择适当的活检部位。

（3）有利于研究特殊形态（如火焰状发、针尖样白点征等，见第 1 章）。

5.2 主要应用

5.2.1 瘢痕性脱发

这种方法最有助于提高疑似瘢痕性脱发的活检确诊率。活检部位应选择疑似诊断的活动区域，而非已经明确存在瘢痕的部位（图 5.1、表 5.1）。

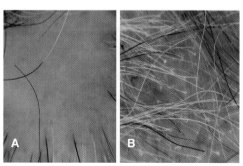

图 5.1 瘢痕性脱发活检部位

A. 活检不应来自图中的瘢痕部位；B. 活检应来自图中所示的活动区域（×10）。

表 5.1　瘢痕性脱发的最佳活检部位

毛发疾病	毛发镜下最佳活检部位	组织学联系
毛发扁平苔藓(图 5.2)	具有毛周管型(白色同心圆性/管状)的单个或复合性毛发	单个或复合性毛囊结构(融合性毛囊),绕以毛囊周围纤维化和苔藓样炎症
前额纤维化性脱发(图 5.2~图 5.4)	单根毛发伴毛周管型	毛囊周围纤维化和苔藓样炎症
	单根毛发伴色素减退	
	耳前区:出现近端透明的毛发	
	眉部:眉毛断裂	
模式化分布的纤维化性脱发(图 5.5)	单个或复合性毛发伴毛周管型(同心性/管状)	单个或复合性毛囊结构(融合性毛囊),绕以轻度的毛囊周围纤维化和苔藓样炎症,累及毳毛毛囊
盘状红斑狼疮(图 5.6~图 5.8)	角栓	扩张的毛囊漏斗部伴角蛋白栓塞
	毛囊性红点征	在毛囊上部水平,毛囊周围淋巴样细胞浸润伴毛细血管扩张和红细胞漏出
	蓝灰色斑点、蓝白幕	毛囊上皮基底膜界面空泡变性伴色素失禁
头皮穿掘性蜂窝织炎(图 5.9)	3D 黄点征	扩张的毛囊开口伴角蛋白和皮脂栓塞
	断发	休止期毛囊周围致密混合性炎症细胞浸润
脱发性毛囊炎(图 5.10)	簇状发(含≥6 根毛发从同一毛囊开口萌出)伴毛周黄白色鳞屑	复合性多毛囊结构,毛囊周围纤维化、苔藓样炎症和间质内混合性炎症细胞浸润
中央离心性瘢痕性脱发(图 5.11、图 5.12)	1~2 根毛发从同一毛囊开口萌出伴周围白色/灰色晕	复合性毛囊,有更明显的苔藓样浸润毛囊周围纤维化
头癣(图 5.13)	逗号样发、断发、螺旋状发	毛干伴真菌孢子
急性牵拉性脱发(图 5.14)	断发	毛囊显示毛发软化和色素管型

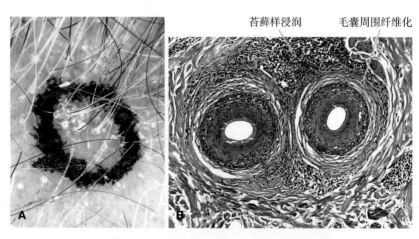

苔藓样浸润　　毛囊周围纤维化

图 5.2　通过毛发镜检查(×20)选择伴有毛周白色管型的单个或复合性毛发,对应于扁平苔藓和前额纤维化性脱发中被毛囊周围纤维化和苔藓样炎症包绕的单个或复合性毛囊结构(融合性毛囊)

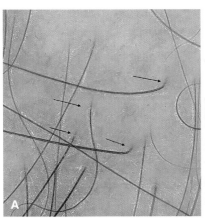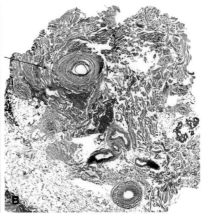

图5.3 前额纤维化性脱发耳前区近端透明毛发

A. 前额纤维化性脱发耳前区近端透明的毛发萌出（黑色箭头，×20）；B. 对应于受累毛囊，毛囊周围纤维化和苔藓样浸润。

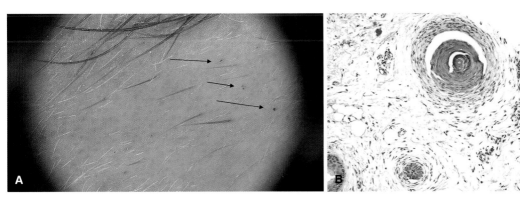

图5.4 前额纤维化性脱发眉毛断裂

A. 前额纤维化性脱发眉部的黑点征以及粉红色点之间的断发（×20）；B. 病理上呈毛囊周围纤维化和轻度的毛囊周围苔藓样炎症。

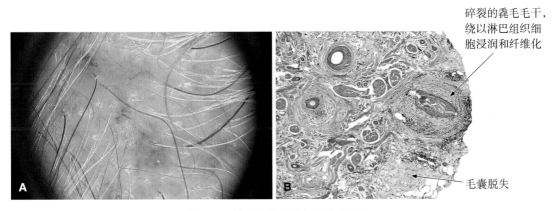

碎裂的毳毛毛干，绕以淋巴组织细胞浸润和纤维化

毛囊脱失

图5.5 模式化分布的纤维化性脱发

A. 模式化分布的纤维化性脱发：活检取自伴有毛周管型的毛发，注意毛干粗细不均（×20）；B. 病理上可见毛囊脱失区域，有围绕毳毛的毛囊周围纤维化和苔藓样炎症。

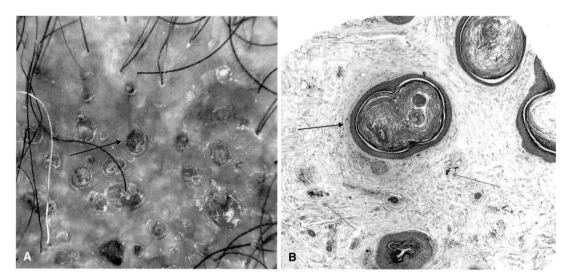

图 5.6　盘状红斑狼疮中的角栓

A. 盘状红斑狼疮中的角栓(黑色箭头,×20);B. 病理可见淡染的基质伴黏蛋白沉积以及色素失禁(蓝色箭头)。

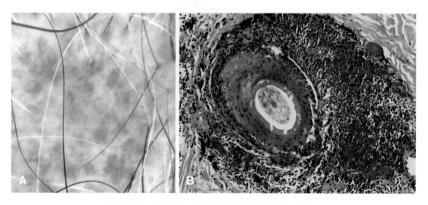

图 5.7　盘状红斑狼疮中的毛囊性红点征

A. 盘状红斑狼疮中的毛囊性红点征(×10);B. 对应于毛囊周围淋巴样细胞浸润、毛细血管扩张和红细胞漏出。

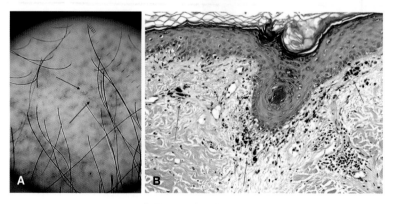

图 5.8　盘状红斑狼疮中的蓝灰色斑点

A. 蓝灰色斑点(黑色箭头,×10);B. 对应于毛囊上皮基底膜界面空泡变性伴色素失禁(红色箭头)。

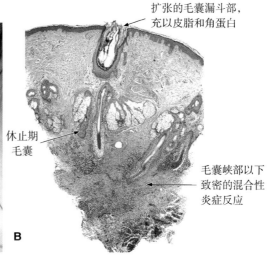

图5.9　头皮穿掘性蜂窝织炎

　　A. 头皮穿掘性蜂窝织炎中的3D黄点征和断发(黑色箭头,×10);B. 对应于扩张的毛囊漏斗部伴皮脂和角蛋白栓塞,以及大量炎症浸润中的休止期毛囊。

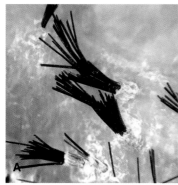
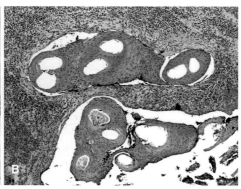

图5.10　脱发性毛囊炎

　　A. 簇状发(同一毛囊开口中萌出6根以上毛发),周围包绕白色管型(×10);B. 对应于复合性毛囊结构(融合性毛囊),周围中性粒细胞、浆细胞和淋巴细胞混合性浸润。

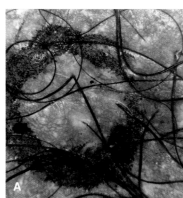
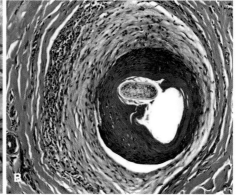

图5.11　中央离心性瘢痕性脱发中的毛周灰白色光晕

　　A. 中央离心性瘢痕性脱发光滑的毛周灰白晕(×10);B. 对应于毛囊峡部及以上水平复合性毛囊周围同心圆样纤维化,伴或不伴苔藓样炎症。

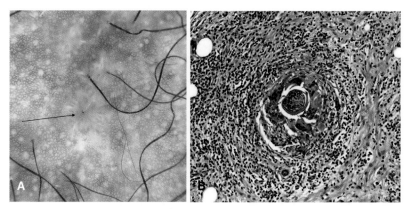

图 5.12　中央离心性瘢痕性脱发中的断发

　　A. 中央离心性瘢痕性脱发乳白色区域背景上的断发（黑色箭头，×10）；B. 对应于毛囊被破坏伴致密的（本例为肉芽肿性）炎症浸润。

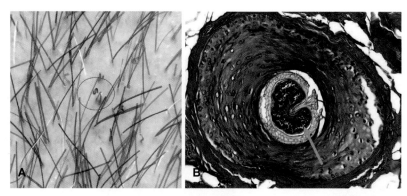

图 5.13　头癣

　　A. 逗号样发（红色圆圈，×10）；B. 对应于感染真菌孢子的毛干（蓝色箭头）。

毛发软化伴色素管型（拉链征）　凋亡的角质形成细胞

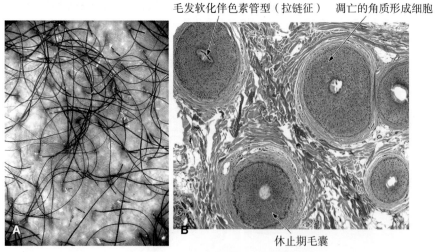

休止期毛囊

图 5.14　急性牵拉性脱发

　　A. 一例摘除胶合假发后的急性牵拉性脱发患者，可见大量断发（×10）；B. 它们对应于进入退行期/休止期的毛囊伴有毛发软化和色素管型。

5.2.2 非瘢痕性脱发

毛发镜引导下的头皮活检方法通常适用于具有不同毛发镜特点的斑片状脱发疾病。女性弥漫性非瘢痕性脱发活检部位选择标准化的顶部或冠状区,不需要毛发镜检查,除非临床上典型、长期存在的雄激素性脱发上出现小脱发斑(<0.5 cm×0.5 cm),需进行活检,以明确是雄激素性脱发合并局限性空毛囊,抑或是模式化分布的纤维化性脱发(fibrosing alopecia in pattern distribution,FAPD)。偏振光毛发镜可以帮助鉴别雄激素性脱发的局限性空毛囊和瘢痕性脱发的毛囊性瘢痕,后者含有致密的胶原,因而在偏振光下呈阳性,而毛囊索仍然呈阴性(参见第 11 章)(表 5.2)。

表 5.2　非瘢痕性脱发的毛发镜特点与病理联系(见第 2 章)

毛发疾病	毛发镜下最佳活检部位	组织学联系
斑秃(图 5.15、图 5.16)	黄点征 枯槁发 营养不良性毛发 惊叹号样发	通常为空毛囊,扩张的毛囊漏斗部被皮脂和疏松的角蛋白栓塞 休止期毛囊 毛球部"蜂拥状"炎症浸润
拔毛癖(图 5.17)	断发 火焰发 郁金香发 发粉 V 字征 卷曲发	毛干软化和色素管型
压力诱发性脱发	黑点征 断发	休止期毛囊
慢性单纯性苔藓(图 5.18)	扫帚样发	受累毛干呈现汉堡征
雄激素性脱发伴局灶性无毛(图 5.19)	小的无毛发斑片	局灶性毛囊脱失,"冻结"的非循环性毛囊索

毛球周围"蜂拥状"炎症细胞浸润

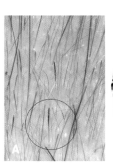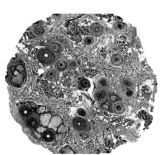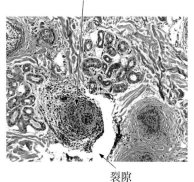

裂隙

图 5.15　斑秃

A. 一例斑秃的营养不良发(惊叹号样发)(×10),用 1 mm 环钻活检取样,获得的 4 mm 环钻标本;B. 其内可见一休止期毛囊周围"蜂拥状"炎症细胞浸润;C. 注意标本内 1 mm 环钻取材时形成的裂隙。

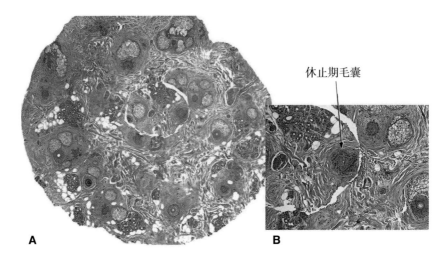

图 5.16　斑秃

A. 另一例斑秃的营养不良发；B. 用 1 mm 环钻穿刺取样，在 4 mm 环钻标本中对应一个休止期毛囊。

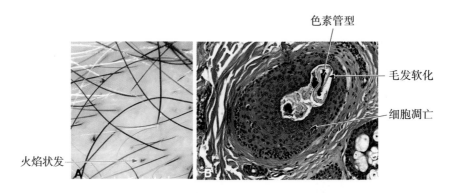

图 5.17　拔毛癖

A. 拔毛癖中的断发；B. 对应于毛干软化（扭曲的毛干）、色素管型和外毛根鞘（退行期缩小）中的许多凋亡细胞。

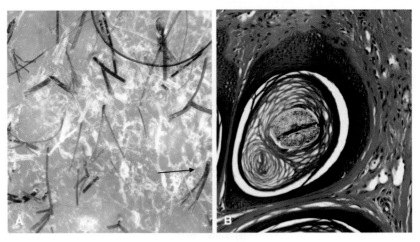

图 5.18　慢性单纯性苔藓

A. 慢性单纯性苔藓中的扫帚样发（×10）；B. 对应于创伤性毛干分裂，形成"汉堡征"。

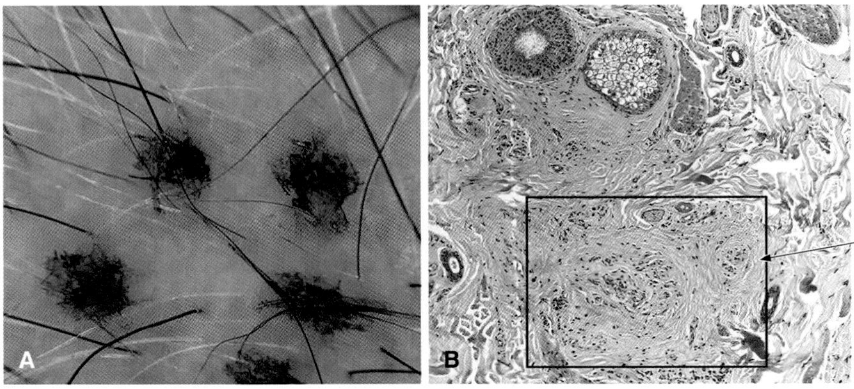

毛囊索

图5.19 雄激素性脱发伴局灶性无毛

A.本例雄激素性脱发中小的无毛发区域(局灶性无毛)已被圈出,用于毛发镜引导下的活检(×10);B.局灶性无毛,对应毛囊脱失的局灶区域,由非循环性毛囊索组成。

5.3 拓展阅读

［1］ Miteva M, Tosti A. Dermoscopy guided scalp biopsy in cicatricial alopecia. J Eur Acad Dermatol Venereol. 2013 Oct;27(10):1299 - 1303.

［2］ Miteva M, Tosti A. Polarized microscopy as a helpful tool to distinguish chronic nonscarring alopecia from scarring alopecia. Arch Dermatol. 2012 Jan;148(1):91 - 94.

［3］ Miteva M. Hair Pathology: the basics. In Miteva M, ed. *Alopecia*. 1st ed. Elsevier; 2018:23 - 41.

［4］ Quaresma MV, Mariño Alvarez AM, Miteva M. Dermatoscopic-pathologic correlation of lichen simplex chronicus on the scalp: 'broom fibres, gear wheels and hamburgers'. J Eur Acad Dermatol Venereol. 2016 Feb;30(2):343 - 345.

(胡瑞铭 译)

6

毛发疾病的病理诊断线索

6.1 概述

线索是指能够引导人们通过复杂程序,克服重重困难从而解决问题的证据(引自《韦氏词典》)。

头皮活检病理诊断中遭遇的困难,促使我们寻找有用的线索:

(1)在水平切片上,毛发周期不同阶段毛囊皮脂腺结构的解剖复杂。

(2)2 mm 或 3 mm 不理想的环钻活检难以诊断脱发,因为没有足够数量的毛囊单位来评估毛囊结构和脱发模式(毛发镜引导下 2~3 mm 头皮活检可用于前额纤维化性脱发,这是个例外)。

(3)标本处理不恰当,导致一张切片中有多个毛囊层次的特点。

(4)难以判定临床与病理之间的联系:例如,基于一个垂直二等分的 2~3 mm 环钻活检,以及一个弥漫性非瘢痕性脱发的临床排除性诊断。

因此,需要为毛发疾病的病理诊断提供简单的线索。然而,病理线索不是诊断标准,它是将线索连接起来并将其与临床信息相关联的过程,而不是依靠单一线索做出诊断。尽管如此,当由于各种原因(包括上述困难)不能明确诊断时,最好描述病理表现而非推测单一的诊断,后者可能导致治疗时间延长和不精确。

这里列举了一些有用的线索(参见第 4 章)。

6.2 患者种族

患者的种族可能是诊断瘢痕性脱发的一条有用线索,因为一些疾病如牵拉性脱发(traction alopecia,TA)和中央离心性瘢痕性脱发(central centrifugal cicatricial alopecia,CCCA)在非洲裔美国人中更普遍或仅限于非洲裔美国人。来自非洲裔美国人的头皮活检线索包括:

(1)毛囊不对称,包括不对称(扭曲)的毛球和毛囊中上部水平的毛干不对称。毛囊的形状是螺旋形的,而在高加索人和亚洲人中是直的(图 6.1)。轴向不对称和螺旋形状导致毛干在毛囊内的部分存在几何薄弱点。在炎症和(或)创伤的情况下,薄弱的几何部位加上较薄的毛小皮导致头发更易断裂,毛干更易穿过毛囊上皮移入基质中(图 6.2)。

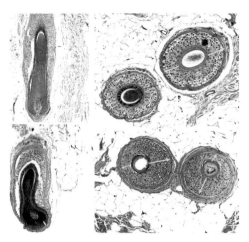

图 6.1　上排图片显示了一个直的毛球和间距相等的高加索人毛干(对称性的外毛根鞘)。相比之下,下排图片显示了非洲裔美国人扭曲的毛球和不对称的毛干,也有毛囊通过结缔组织鞘靠紧成对

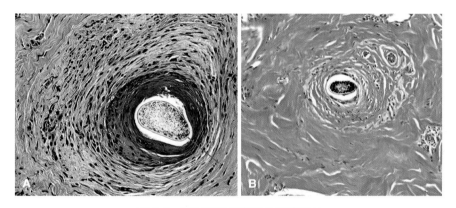

图 6.2　不对称毛干存在几何薄弱点

A. 毛干的不对称位置和较薄的毛小皮;B. 导致毛囊在薄弱的几何部位更易被破坏,毛干移入真皮中。

(2) 成对的毛囊:两个相邻的毛囊彼此靠近,并通过它们的结缔组织鞘"连接"(图 6.1)。

(3) 真皮内看到黑素细胞也很常见,这不应被误诊为异常现象(图 6.3)。

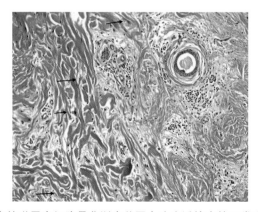

图 6.3　真皮中的噬黑素细胞是非洲裔美国人头皮活检中的正常现象(黑色箭头)

6.3 患者年龄

青春期前的儿童没有充分发育的皮脂腺。在新生儿期，皮脂腺充分形成。出生后数月，由于母体雄激素的下降，皮脂腺退化形成一个蔓套：在毛囊上部水平的两侧出现上皮细胞条索。在水平切面，可观察到细胞条索"拥抱"毛囊。在绝经期和男性更年期期间，雄激素下降使皮脂腺再次呈蔓套表现（图6.4）。

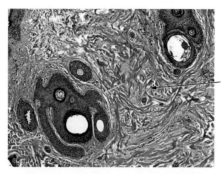

日光性弹力
组织变性

图6.4 在青春期前儿童和老年人中，皮脂腺呈现未成熟/萎缩的蔓套样结构

6.4 非瘢痕性脱发的线索

（1）真皮深层和皮下脂肪内的纤维束（毛囊索）提示终毛的退行期或休止期毛囊，而仅在真皮中上部观察到的毛囊索提示毳毛的退行期或休止期毛囊（毳毛毛囊在真皮中生长和周期循环）。因此，真皮上部毛囊索数量增加是毛囊微小化的线索（图6.5）。

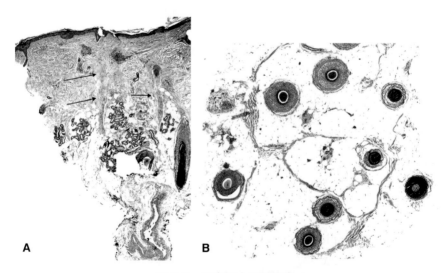

A **B**

图6.5 毛囊微小化的线索

A. 真皮内的毛囊索（黑色箭头）和脂肪组织中极少量的毛球（空的脂肪）；B. 这些是毛囊微小化的线索。

（2）皮下组织内毛球数量显著减少是雄激素性脱发的一个线索。由于毛囊微小化,变微小的毛囊周期循环见于真皮中(图6.5)。

注意,慢性斑秃和化疗后永久性脱发可能表现出类似的模式。

（3）拉链征和纽扣征对应的是皮质黑色素颗粒的异常聚集,呈现为垂直条纹或位于毛囊中心的团块,这种被破坏的形态,归因于毛囊受损伤或外伤(拔毛癖和急性牵拉性脱发的一条线索)(图6.6)。

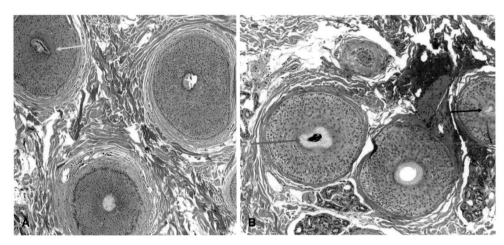

图6.6　拔毛癖和急性牵拉性脱发的线索

A.拉链征(黄色箭头);B.纽扣征(蓝色箭头),与正常毛干皮质中常规分布的黑素颗粒(黑色箭头)进行比较。

（4）毳毛毛囊管腔内的色素管型提示斑秃而不是拔毛癖。在拔毛癖中,毳毛不受外伤影响(图6.7)。

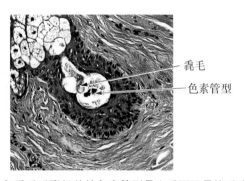

毳毛
色素管型

图6.7　与毳毛毛囊相关的色素管型是斑秃而不是拔毛癖的线索

图片来自 Miteva et al. Am J Dermatopathol. 2014 Jan;36(1):58-63,已获得许可。

（5）汉堡征:毛干内垂直走向的裂缝里含有蛋白质物质和红细胞,是拔毛癖、搓毛癖和慢性单纯性苔藓(lichen simplex chronicus,LSC)的一条线索。有时毛干碎裂成更多的碎片——"汉堡面包屑"。在LSC中,这一征象与漏斗部水平的齿轮状毛囊结构相关,对应于毛囊上皮的锯齿状棘层肥厚(图6.8)。

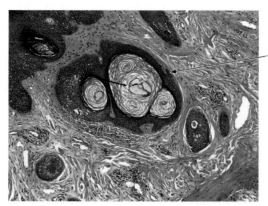

毛囊棘层肥厚

图6.8　在慢性单纯性苔藓中的汉堡征

（6）"蜂拥状"浸润是指在生长期毛囊毛球周围浸润的淋巴细胞、树突状细胞和自然杀伤细胞，是诊断斑秃急性期的一条线索（图6.9）。

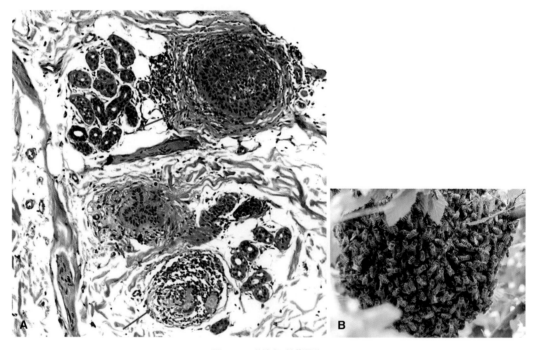

图6.9　"蜂拥状"浸润

A.斑秃在毛球水平见"蜂拥状"浸润（红色箭头），炎症浸润累及终毛毛囊；B.蜂拥。

注意，"蜂拥状"浸润也可见于梅毒性脱发，伴有漏斗口扩张和色素管型。

6.5　瘢痕性脱发的线索

（1）眼睛征和护目镜征：复合结构中两个毛囊成组（复合毛囊/毛囊群）是瘢痕性脱发的线

索。眼睛征类似于猫头鹰的眼睛,眼睛周围有数圈羽毛;护目镜征类似于飞行员或游泳者的护目镜。当毛囊的结缔组织鞘之间发生融合时,就会出现类似猫头鹰眼的征象。毛干及其内毛根鞘(如果存在)看起来像眼睛的瞳孔和虹膜,外毛根鞘、同心圆性纤维化和苔藓样浸润看起来像猫头鹰眼周围的数圈同心性羽毛(图6.10)。在护目镜征中,融合发生在融合毛囊的外毛根鞘和同心纤维化之间,苔藓样浸润包围整个护目镜(图6.11)。在眼睛征中,毛囊仍然保持着它们的个体特征。而在护目镜征中,它们变成了一个联合的毛囊结构,失去了个体特征。

注意,眼睛征和护目镜征不应与包含两个或三个毛囊的正常漏斗结构相混淆。这一征象应在峡部及以下水平进行评估(图6.11)。

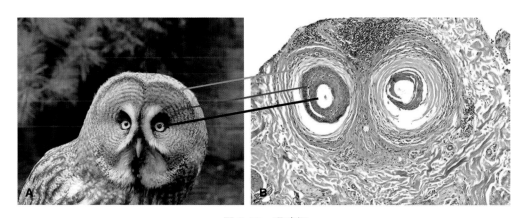

图6.10　眼睛征

A. 猫头鹰眼;B. 见于前额纤维化性脱发。

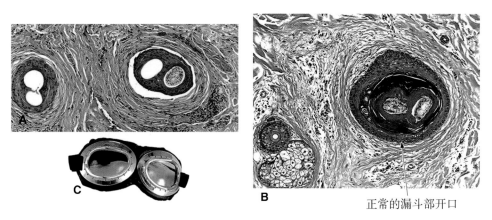

正常的漏斗部开口

图6.11　护目镜征

A. 毛发扁平苔藓中的护目镜征;B. 正常的漏斗部开口包含2或3根毛干,不应将其误认为是瘢痕性脱发的眼睛征或护目镜征;C. 护目镜。

(2) 复合毛囊(毛囊群)数量:两个毛囊群是淋巴细胞性瘢痕性脱发的线索,而4或5个毛囊群高度提示中性粒细胞性瘢痕性脱发;如果有6个或更多毛囊群呈现"怪物护目镜",几乎可以肯定中性粒细胞性瘢痕性脱发的诊断(图6.12)。

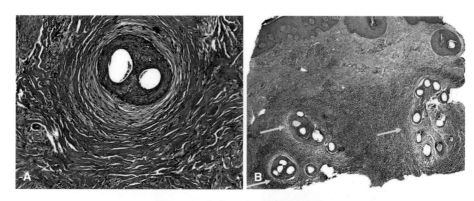

图 6.12　复合毛囊（毛囊群）数量

A. 两个成群（护目镜征）是淋巴细胞性瘢痕性脱发的线索；B. "怪物护目镜征"（6 个成群）是中性粒细胞性瘢痕性脱发的线索（黄色箭头）。

（3）毛囊索中的毛干是瘢痕性脱发的线索。它们是毛囊破坏和毛囊管腔内毛发断裂的标志，它们可能由完整的毛干（具有保留的角质层）或毛干碎片组成。它们最常在中央离心性瘢痕性脱发中见到，但并非特异性表现。在中性粒细胞性瘢痕性脱发中，常常在肉芽肿内见到碎裂的裸毛干（图 6.13）。

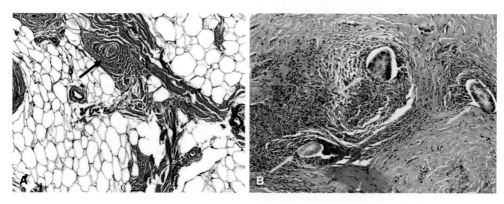

图 6.13　毛囊索内的毛干

A. 中央离心性瘢痕性脱发中毛囊索内的碎裂（裸）毛干（黑色箭头）；B. 脱发性毛囊炎中真皮内碎裂的毛干伴肉芽肿性炎症（黄色箭头）。

（4）毛囊三联征指毳毛、终毛生长期和休止期的毛囊同时出现苔藓样炎症和毛囊周围纤维化，是前额纤维化性脱发的线索。一般而言，毳毛毛囊被认为是前额纤维化性脱发的早期靶点。退行期/休止期毛囊周围持续存在的苔藓样浸润，可能归因于外毛根鞘中的细胞凋亡活性增加，从而导致受累毛囊更快地从生长期转换为退行期（图 6.14）。

（5）所有毛囊层次（从真皮上部到皮下组织）致密的混合性细胞浸润是炎症性头癣（头癣类似于头皮穿掘性蜂窝织炎）的线索。致密的混合性细胞浸润局限于真皮深层，低于峡部水平，支持头皮穿掘性蜂窝织炎（图 6.15）。

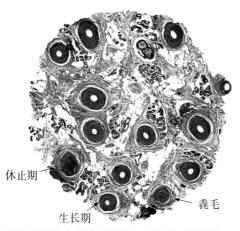

图 6.14　毛囊三联征（前额纤维化性脱发中苔藓样浸润和纤维化，累及毳毛、终毛的生长期和休止期毛囊）

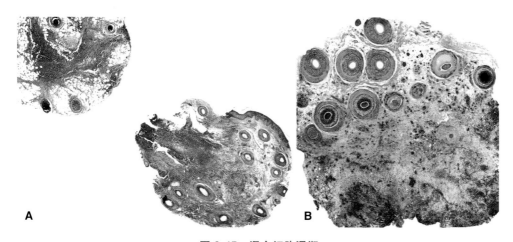

图 6.15　混合细胞浸润

A. 炎症性头癣中累及整个真皮和皮下组织致密的混合性炎症细胞浸润；B. 头皮穿掘性蜂窝织炎中真皮下部和皮下组织有类似的浸润。

（6）汗管瘤样结构是扩张的小汗腺导管，是瘢痕性脱发的一条线索。最有可能是在毛囊结构改变和间质纤维化导致牵引力增加的情况下形成的（图 6.16）。根据笔者的经验，它们在

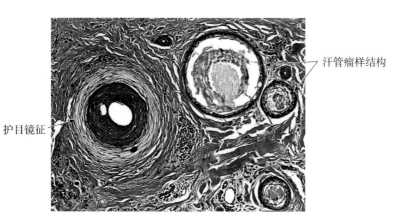

图 6.16　中央离心性瘢痕性脱发中扩张的导管（汗管瘤样结构）

中央离心性瘢痕性脱发中更常见,但并非特异表现。

6.6 其他线索

（1）神经周围淋巴细胞浸润是头皮硬斑病/线状硬斑病/刀劈样硬皮病的一条线索（图 6.17）。

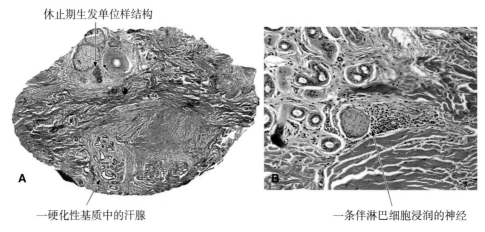

休止期生发单位样结构

一硬化性基质中的汗腺

一条伴淋巴细胞浸润的神经

图 6.17　头皮硬斑病

A、B. 头皮硬斑病;B. 神经周围淋巴细胞分布可能是诊断的有用线索。

（2）毛囊索中的浆细胞是继发于肿瘤坏死因子-α 抑制剂治疗的银屑病性脱发以及梅毒性脱发的一条线索（图 6.18）。

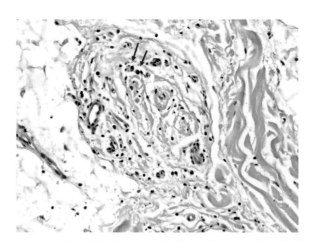

图 6.18　毛囊索中的浆细胞(红色箭头),见于一例梅毒性脱发

（3）皮下脂肪内浆细胞聚集是诊断梅毒性脱发、头癣、中性粒细胞性瘢痕性脱发（如脱发性毛囊炎）和狼疮性脂膜炎的一条线索。

6.7 拓展阅读

［1］ Doyle LA, Sperling LC, Baksh S, Lackey J, Thomas B, Vleugels RA, Qureshi AA, Velazquez EF. Psoriatic alopecia/alopecia areata-like reactions secondary to anti-tumor necrosis factor-α therapy: a novel cause of noncicatricial alopecia. Am J Dermatopathol. 2011 Apr;33(2):161 - 166.

［2］ Kazakov, D., et al., eds. *Cutaneous Adnexal Tumors*. Wolters Kluwer/Lippincort Williams & Wilkins: Philadelphia; 2012:333 - 337.

［3］ Lindelöf B, Forslind B, Hedblad MA, Kaveus U. Human hair form. Morphology revealed by light and scanning electron microscopy and computer aided three-dimensional reconstruction. Arch Dermatol. 1988 Sep;124(9):1359 - 1363.

［4］ Miteva M, Torres F, Tosti A. The 'eyes' or 'goggles' as a clue to the histopathological diagnosis of primary lymphocytic cicatricial alopecia. Br J Dermatol. 2012 Feb;166(2):454 - 455.

［5］ Miteva M, Tosti A. 'A detective look' at hair biopsies from African American patients. Br J Dermatol. 2012 Jun; 166(6):1289 - 1294.

［6］ Pincus LB, Price VH, McCalmont TH. The amount counts: distinguishing neutrophil-mediated and lymphocyte-mediated cicatricial alopecia by compound follicles. J Cutan Pathol. 2011;38(1):1 - 4.

［7］ Quaresma MV, Mariño Alvarez AM, Miteva M. Dermatoscopic-pathologic correlation of lichen simplex chronicus on the scalp: 'broom fibres, gear wheels and hamburgers'. J Eur Acad Dermatol Venereol. 2016 Feb;30(2):343 - 345.

［8］ Royer MC, Sperling LC. Splitting hairs: the 'hamburger sign' in trichotillomania. J Cutan Pathol. Sep 2006;33 Suppl 2:63 - 64.

［9］ Saceda-Corralo D, Nusbaum AG, Romanelli P, Miteva M. A case of circumscribed scalp morphea with perineural lymphocytes on pathology. Skin Appendage Disord. 2017 Oct;3(4):175 - 178. doi:10.1159/000471855. Epub 2017 Apr 29

［10］ Thibaut S, Gaillard O, Bouhanna P, Cannell DW, Bernard BA. Human hair shape is programmed from the bulb. Br J Dermatol. 2005 Apr;152(4):632 - 638.

（缪盈　盛友渔 译）

毛发疾病的病理诊断陷阱

7.1 概述

脱发的头皮活检最常见的陷阱或困难是基于以下事实：

（1）许多毛发疾病的发病具有隐匿性，因此在组织学诊断时，无法很好地联系临床和病理。在轻症病例中，毛发镜检查可能会有帮助（例如，在保留毳毛毛发的部位，识别出女性前额发际线具有轻度毛周管型的个别终毛，有助于诊断早期前额纤维化性脱发）。

（2）大多数脱发疾病没有特异性的特点，因此对具有重叠特征的病例进行临床和组织学诊断区分可能很困难（如脱发性毛囊炎-毛发扁平苔藓表型谱）。

（3）患者可同时有多个脱发诊断（例如，毛发扁平苔藓见于雄激素性脱发患者，或者拔毛癣儿童同时伴有斑秃）。

（4）在不同的毛发疾病中，毛囊对炎症/损伤有一种共同的"反应"（例如，压力诱导的脱发、拔毛癣或斑秃可导致毛囊突然进入休止期）。

（5）标本质量不佳（如取自活动性瘢痕性脱发患者毛囊开口缺失区域的 2 mm 标本，或取自弥漫性脱发患者的 2 mm 标本在纵切面上二等分）。

7.2 最常见的陷阱

（1）毛发扁平苔藓在雄激素性脱发的活组织检查中被过度诊断。

该问题有 2 种常见的情形和 1 个注意点。

① 雄激素性脱发毛囊上部轻度淋巴细胞浸润和轻度纤维增生不应被误诊为毛发扁平苔藓。

Whiting 博士对男性雄激素性脱发活检标本毛发计数的基础研究（J Am Acad Dermatol 1993;28;755）表明，64% 的活检标本显示没有或仅有轻微的炎症和（或）纤维化。轻度炎症被认为是正常现象，因为在对照组中有相同数量的炎症。36% 的活检标本出现中度炎症/纤维化（对照组仅为 9%）。炎症浸润主要由淋巴细胞和组织细胞构成，毛囊周围纤维化通常轻微，由疏松的同心圆排列的纤维胶原组成。他将无炎症或轻度炎症的标本称为普通的男性型雄激素性脱发，将有明显炎症/纤维化的标本称为复杂的男性型雄激素性脱发。复杂型病例中只有 55% 出现再生，而无炎症的普通型中则有 77%。

研究人员发现,毛囊微小化与毛囊真皮鞘(结缔组织鞘)增粗 2～2.5 倍有关,真皮鞘由密集排列的胶原束组成。睾酮诱导 TGF-β1 和 I 型前胶原表达,可能参与了雄激素性脱发毛囊周围纤维化的发生。Li 等人最近发现,纤维化相关基因在受雄激素性脱发影响的毛囊球部过度表达,提示纤维化阻碍了隆突部位的干细胞转化,并导致毛囊微小化。这就提出了一个问题,雄激素性脱发和模式化分布的纤维化性脱发(FAPD)是否代表一个连续的过程?

有助于区分雄激素性脱发毛囊上部(峡部和漏斗部)的炎症和纤维化与毛发扁平苔藓的苔藓样炎症和纤维化的线索如下所述:

雄激素性脱发的炎症和纤维化通常是局灶性的(影响单个毛囊/毛囊单位),局限于峡部和漏斗部水平(图 7.1),毛囊结构得以保留。为了帮助临床医生理解这一发现与毛囊微小化一致,而不是瘢痕性脱发的特征,病理报告中可以将这种纤维化称为纤维增生。

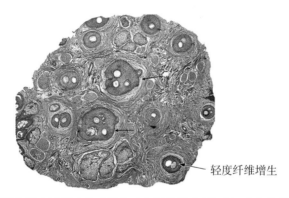

图 7.1 雄激素性脱发毛囊上部水平轻度的毛周炎症和纤维增生(箭头),注意是单个毛囊或毛囊单位受影响

纤维增生由细小的胶原束组成,呈扩张的结缔组织鞘。瘢痕性脱发的毛囊周围纤维化表现为围绕上皮萎缩区的同心圆("洋葱皮样")板层状纤维化,通常伴有裂隙(图 7.2)。Gomori 三色染色有助于区分不明确的病例,因为染色凸显结缔组织鞘的毛周胶原束,它在毛发扁平苔藓中通常与毛囊上皮分隔开来,形成淡染的同心圆纤维化区(图 7.3)。

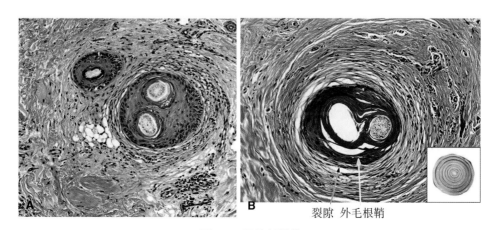

图 7.2 层状纤维化

A. 与瘢痕性脱发相比,雄激素性脱发较少出现板层状纤维化,外毛根鞘完整;B. 瘢痕性脱发(图中的毛发扁平苔藓):注意毛发扁平苔藓中"洋葱皮样"的板层状纤维化以及外毛根鞘萎缩。

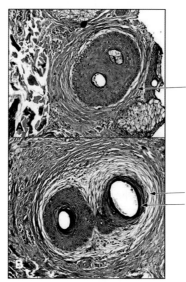

雄激素性脱发中的纤维增生

毛发扁平苔藓中的纤维化
外毛根鞘萎缩

图 7.3　Gomori 三色染色

A. Gomori 三色染色突显雄激素性脱发中毛周纤维增生,蓝色纤细的胶原纤维包绕完整的毛囊上皮;B. 毛发扁平苔藓中,同心圆样毛周纤维化淡染区未着色,毛囊上皮萎缩。

在雄激素性脱发中,受累毛囊的外毛根鞘被保留,而在毛发扁平苔藓中,毛囊上皮被消耗(上皮萎缩)(图 7.2、图 7.4)。

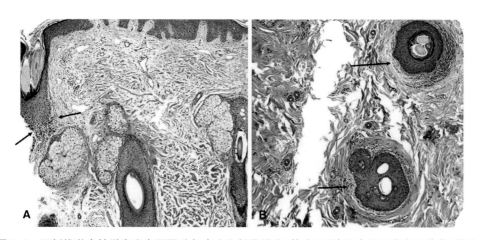

图 7.4　两例雄激素性脱发患者因漏斗部炎症和纤维增生(箭头)而被误诊为毛发扁平苔藓(箭头)

A. 注意毛囊上皮完整,保留有皮脂腺;B. 在这种情况下,推荐给患者使用局部糖皮质激素来解决炎症和纤维化。

② 雄激素性脱发中的局灶性无毛(毛囊缺失)不应被误诊为毛发扁平苔藓。

长期的非瘢痕性脱发如雄激素性脱发,由于非周期性、无血管的毛囊索数量持续增加,可发生毛囊缺失(图 7.5、图 7.6)。局灶性无毛与毛囊计数、终毛毳毛比和每平方毫米毛囊数量显著减少相关。没有苔藓样炎症和毛囊周围纤维化,皮脂腺完好无损。

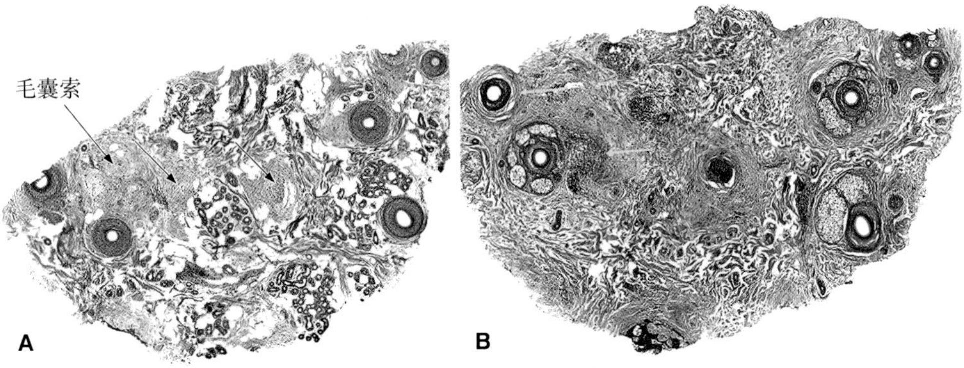

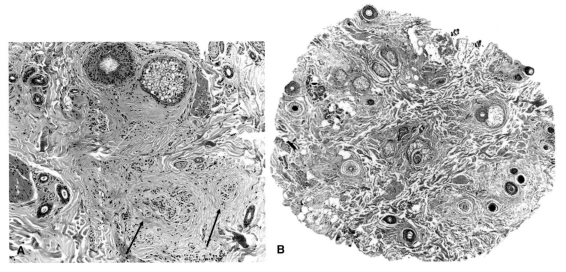

毛囊索

图7.5 毛囊索

　A. 晚期雄激素性脱发患者的局灶性无毛,呈现病理上的毛囊缺失区,归因于非周期性无血管的毛囊索(黑色箭头)伴弹性小球;B. 同一病例在毛囊漏斗部水平显示轻度的炎症和纤维增生(黄色箭头)。

图7.6 毛囊索

　A. 另外两例晚期雄激素性脱发伴局灶性无毛,显示毛囊缺失,归因于真皮下部非周期性毛囊索聚集(黑色箭头);B. 注意在真皮内毛囊密度显著降低(18个毛囊),可见无血管的毛囊索(黄色箭头)。

　　值得注意的是,在横切面的真皮网状层水平,毛囊索的毛周血管丛消失,所以看起来像漩涡状纤细的胶原(图7.5)。因此,毛囊索的活力取决于其血管丰富性,应在真皮下部和皮下组织水平进行评估:有活力的毛囊索显示许多小血管和毛鞘灰色玻璃样膜残留物,而在非周期性毛囊索中更多的是均质化蜷缩变性的弹性物质(Arao Perkins 小体)(图7.7)。为了确定局灶毛囊缺失区是毛囊瘢痕还是无血管的毛囊索,可以使用偏振光显微镜,由于人类胶原蛋白在偏振时具有双折射性,因此毛囊瘢痕会偏振,而毛囊索则不会(图7.8)。

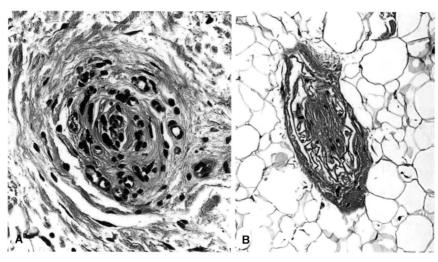

图 7.7 毛囊索

A. 斑秃患者具有活力的毛囊索伴丰富的血管；B. 雄激素性脱发患者玻璃样变的毛囊索，血管数量减少，有蓝色蜷曲的弹性物质。

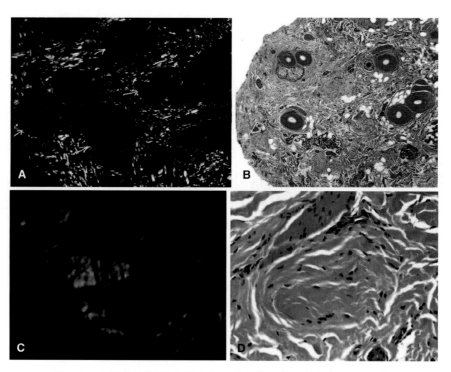

图 7.8 毛囊索无偏振（上排图片），对比真正的毛囊瘢痕（下排图片）

弹力纤维染色（elastic Verhoeff-Van Gieson，EVG）也被报道有助于区分毛囊瘢痕和毛囊索，这基于弹力纤维网的模式，完整的弹力纤维网由精致而薄的弹力纤维组成，没有弹力纤维网的减少、丢失、成团、增厚或蜷缩，而在毛囊瘢痕中，弹力纤维网中央减少和丢失，周围弹力纤维成团和蜷缩。

③ 注意：早期/局灶性/轻微的毛发扁平苔藓可以与雄激素性脱发共存。事实上，在雄激

素性脱发区域未能被识别的毛发扁平苔藓可能是头发移植的一个坑。患者通常表现为轻微的红斑和鳞屑,局限在模式性头发变稀的区域,并没有形成斑块。它们可能被当作脂溢性皮炎治疗数年。毛发镜检查很有帮助,因为它可以识别出同一毛囊开口的 2～4 根小簇毛发,周围绕以红斑、毛周管型,以及伴随的头发稀疏。这是毛发镜引导下行活检的最佳部位(图 7.9)。应在水平切面上进行组织学检查,因为很多时候只有一部分毛囊受到影响。毛发扁平苔藓的典型表现常见局灶性毛囊丢失,单个或多个毛囊伴有毛周纤维化和苔藓样炎症(图 7.10)。临床医生应在毛发镜引导下进行头皮活检。在这种情况下,两次活检可能更有助于避免错误以及评估受累程度。根据笔者的经验,一旦确诊并开始治疗,这些患者的预后可能比那些经典的毛发扁平苔藓患者更好。

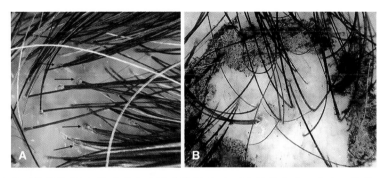

图 7.9 两名患者的活检最佳位置,临床特点为模式性稀疏,但毛发镜特点为毛发扁平苔藓,显示在同一区域,单个毛囊开口 2—4 根头发成组出现,形成一个毛干。注意毛周管型(×10)

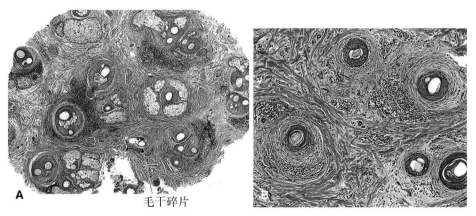

毛干碎片

图 7.10 雄激素性脱发模式性稀疏区域局灶共存毛发扁平苔藓的病例。注意上峡部水平毛囊周围纤维化和苔藓样炎症,同时伴有毛囊萎缩

（2）老年患者皮脂腺缺乏,可能被误诊为瘢痕性脱发。

皮脂腺萎缩是绝经期/肾上腺功能停滞的一个特征,因此,老年患者的头皮活检显示皮脂腺的数量和大小均减少。皮脂腺丢失是瘢痕性脱发的一种常见早期发现,它甚至被认为是致病性的;然而,它伴有其他的特点,如炎症累及皮脂腺包括皮脂腺导管、毛囊周围纤维化和苔藓样炎症(图 7.11)。

（3）"蜂拥状"毛球浸润并不是斑秃特有的。

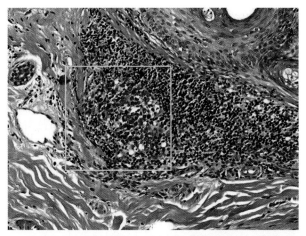

图 7.11　毛发扁平苔藓中苔藓样炎症累及峡部水平的皮脂腺小叶

毛发扁平苔藓的炎症浸润可深达真皮甚至皮下组织,后者是毛囊球部所在的位置(图 7.12)。

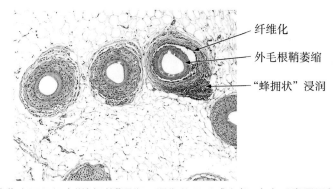

纤维化

外毛根鞘萎缩

"蜂拥状"浸润

图 7.12　毛发扁平苔藓皮下组织内"蜂拥状"浸润。浸润位于毛球上部;也有毛囊周围纤维化和外毛根鞘萎缩

梅毒性脱发与斑秃无法区分:有用的线索包括毛囊索内和血管周围的浆细胞(图 7.13)。头皮带状疱疹感染伴有模拟斑秃样的脱发斑片,组织学上有类似的毛球周围蜂拥状浸润(图 7.14)。

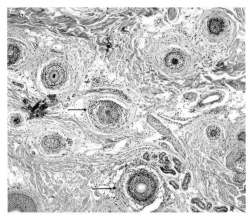

图 7.13　梅毒性脱发中的"蜂拥状"浸润

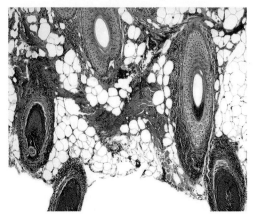

图 7.14　头皮带状疱疹相关的脱发

7.3 拓展阅读

［1］ Al-Zaid T, Vanderweil S, Zembowicz A, Lyle S. Sebaceous gland loss and inflammation in scarring alopecia: a potential role in pathogenesis. J Am Acad Dermatol. 2011 Sep;65(3):597 - 603.

［2］ Baquerizo Nole KL, Nusbaum B, Pinto GM, Miteva M. Lichen planopilaris in the androgenetic alopecia area: a pitfall for hair transplantation. Skin Appendage Disord. 2015 Mar;1(1):49 - 53.

［3］ Jaworsky C, Kligman AM, Murphy GF. Characterization of inflammatory infiltrates in male pattern alopecia: implications for pathogenesis. Br J Dermatol. 1992 Sep;127(3):239 - 246.

［4］ Miteva M, Tosti A. Polarized microscopy as a helpful tool to distinguishchronic nonscarring alopecia from scarring alopecia. Arch Dermatol. 2012 Jan;148(1):91 - 94.

［5］ Sperling LC. Scarring alopecia and the dermatopathologist. J Cutan Pathol. Aug 2001;28(7):333 - 342.

［6］ Tan T, Guitart J, Gerami P, Yazdan P. Elastic staining in differentiating between follicular streamers and follicular scars in horizontal scalp biopsy sections. Am J Dermatopathol. 2018 Apr;40(4):254 - 258.

［7］ Wong D, Goldberg LJ. The depth of inflammation in frontal fibrosing alopecia and lichen planopilaris: a potential distinguishing feature. J Am Acad Dermatol. 2017 Jun;76(6):1183 - 1184.

［8］ Yoo HG, Kim JS, Lee SR, Pyo HK, Moon HI, Lee JH, Kwon OS, Chung JH, Kim KH, Eun HC, Cho KH. Perifollicular fibrosis: pathogenetic role in androgenetic alopecia. Biol Pharm Bull. 2006 Jun;29 (6):1246 - 1250.

［9］ Li K, Liu F, Sun Y, Gan Y, Zhu D, Wang H, Qu Q, Wang J, Chen R, Fan Z, Liu B, Fu D, Miao Y, Hu Z. Association of fibrosis in the bulge portion with hair follicle miniaturization in androgenetic alopecia. J Am Acad Dermatol. 2021 Feb 2:S0190 - 9622(21)00238 - 3.

（赵俊　盛友渔 译）

8

斑　秃

8.1　概述

斑秃表现为斑片状脱发,是一种毛囊免疫豁免(immune privilege,IP)机制异常引起的自身免疫性疾病,导致毛发生长期抑制。免疫豁免是一种进化适应,以保护重要结构(如中枢神经系统、眼前房、睾丸及胎盘)免受炎症免疫应答的潜在损伤效应。隆突在整个毛囊周期以及毛球在生长期均可免疫豁免,一方面,基质细胞不表达主要组织相容性复合体Ⅰ(major histocompatibility complexⅠ,MHCⅠ)抗原;另一方面,局部可产生潜在的免疫抑制分子,如α-促黑素细胞激素和转化生长因子-β1等,有助于促进免疫豁免。干扰素-γ表达介导的免疫防御系统的破坏,导致活化CD4$^+$T细胞及CD8$^+$NKG2D$^+$效应记忆T细胞在生长期毛囊的毛球周围区域聚集("蜂拥状"浸润)。

生长期抑制导致毛干变细——营养不良和微小化[有时毛囊微小化可持续1~2个毛发周期,持续表现为Nanogen毛囊,没有可见的再生(见下文)]。

斑秃病程分为3个阶段:急性期、亚急性期及慢性期(图8.1)。还有一个恢复期,在此期间一般很少活检。

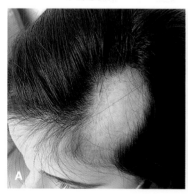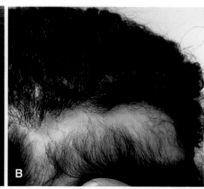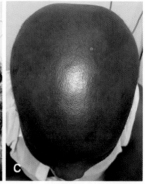

急性期(新发斑片)　　　　亚急性期(持续存在的斑片)　　　慢性期(长期持续无毛发再生)

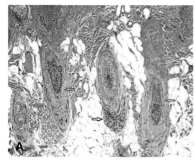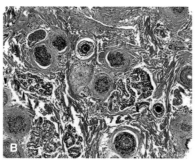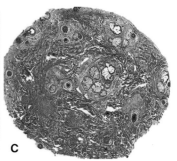

| 毛球部"蜂拥状"浸润 | 休止期/退行期毛发增加 | 毛囊密度降低,毛囊微小化 |

图8.1 斑秃的临床分期与组织病理的联系

A.急性期(新发斑片)有对应的毛球部蜂拥状浸润;B.亚急性期(持续存在的斑片)有对应的休止期及退行期毛发数量增加;C.慢性期(长期持续无毛发再生)有对应的毛囊密度降低及毛囊微小化。

斑秃组织的病理特征取决于斑秃患者发病所在的分期,正如 David Whiting 在其基础著作 *Histopathologic Features of Alopecia Areata：A New Look* 中所描述的。

8.2 主要病理特征

8.2.1 急性期(1～3个月)

组织病理示毛囊密度常维持不变。毛发镜示毛发形态变为枯发(黑点征)和断发(图8.2);炎症性毛囊具有色素的终毛毛干突然变得易被破坏,导致毛发在不同水平断裂,毛囊口出现成团的无定形色素性物质。

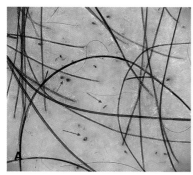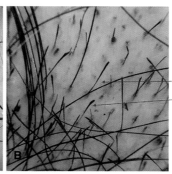

惊叹号样发

| 黑点征（毛发出头皮前离断） | 断发：毛发出头皮后离断 |

图8.2 斑秃急性期毛发形态

A.黑点征,亦称枯橘发(毛发出头皮前离断)(×20);B.惊叹号样发(毛发出头皮后离断)(×10)是毛发营养不良的亚型,对应于炎症性终毛休止期/退行期毛囊以及毛囊开口处无定形的色素物质。

毛球周围淋巴细胞浸润(被称为"蜂拥状")围绕在发病早期的终毛毛囊(生长期和休止期毛囊)和复发阶段的毳毛毛囊周围(图8.3)。炎症浸润侵犯基质及毛囊上皮(图8.4),毛囊索中亦可见淋巴细胞,同时伴有嗜酸性粒细胞和色素管型(图8.5)。

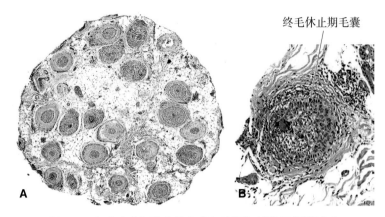

图8.3　斑秃毛球部致密的炎症细胞浸润（"蜂拥状"浸润）

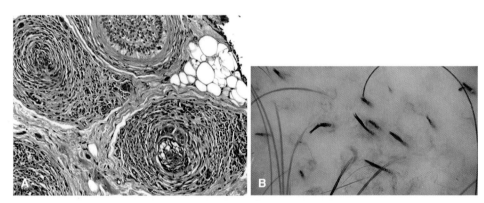

图8.4　斑秃炎症浸润侵犯基质及毛囊上皮

A."蜂拥状"浸润侵犯毛囊基质，导致突然的休止期/退行期转换；B.毛干变脆弱，毛发断裂（×40）。

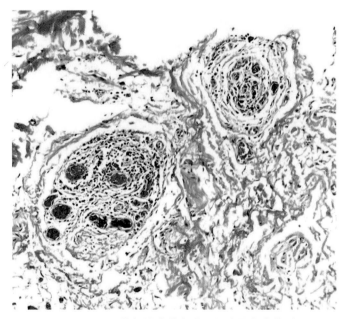

图8.5　斑秃的纤维束伴有淋巴细胞及色素管型

注意:"蜂拥状"浸润并非斑秃特有的,亦可见于其他疾病(见第7章),而且由于其仅存在于疾病的早期,因此它对于诊断也并不敏感。

由于受累的生长期毛囊"逃逸"进入休止期/退行期,休止期/退行期毛囊的数量增加(通常超过50%,有时高达90%)(图8.6),毛发镜下观察到的营养不良毛发实际上是休止期/退行期毛囊(图8.4)。

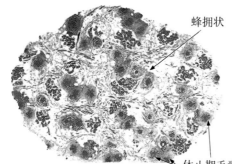

蜂拥状

休止期毛囊(休止期生发单位)

图8.6　这例斑秃急性期患者几乎所有毛囊都处于退行期/休止期阶段,可见"蜂拥状"炎症浸润

色素管型是粗大无定形的黑色素团块,见于毛囊索及漏斗部开口(图8.7)。

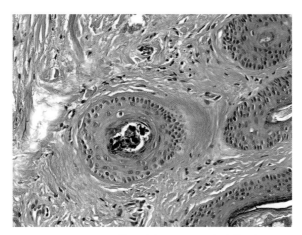

图8.7　斑秃的漏斗部开口处见色素管型

毛发软化(不完全角化,毛干变软及扭曲)(图8.8)。

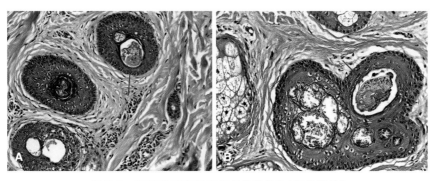

图8.8　斑秃的毛囊开口处有毛发软化(红色箭头)

Nanogen 毛囊可见于各个阶段。根据 David Whiting 的观点,这类毛囊是病态的微小化毛囊,很难归类为生长期、休止期及退行期。它们的上皮基质、内毛根鞘及外毛根鞘变薄,由于其周期循坏更快,常见于真皮中上部。

Nanogen 毛囊可见残存的粉红色内毛根鞘,但通常没有毛干或表现为铅笔状细毛干(图 8.9),在组织病理报告中,需在毛囊计数时另行描述。

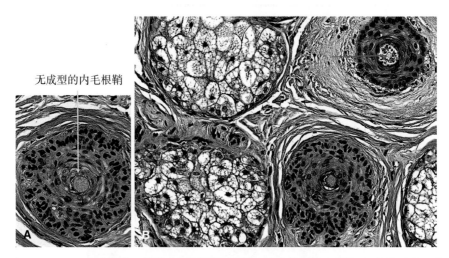

无成型的内毛根鞘

图 8.9　Nanogen 毛囊是一种混合表型的微小毛囊,很难归类为生长期、退行期或休止期

A. Nanogen 毛囊常无成型的内毛根鞘(黄色箭头);B. 无或有非常细小的非角化毛干(蓝色箭头)。

8.2.2　亚急性期(3～12 个月)

毛囊密度可降低,毛发镜下营养不良性毛囊减少。

退行期/休止期毛囊数量增加(退行期、休止期以及休止期生发单位一并统计)(图 8.10)。

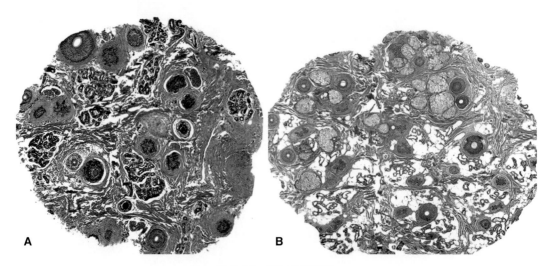

图 8.10　亚急性期斑秃

休止期毛囊数量增加,A 为 56%,B 为 78%。

淋巴细胞、嗜酸性粒细胞及肥大细胞等炎症细胞,以及色素管型持续存在于毛囊索中。

8.2.3　慢性期/持续期(12个月以上)

终毛毛囊数量减少,对应毛发镜下的黄点征,毛囊口消失和(或)毳毛(图8.11)。

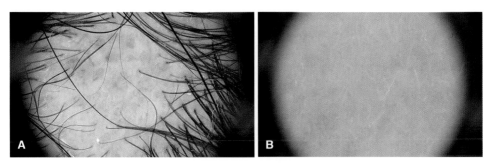

图8.11　慢性期斑秃

A.长期无毛发再生的斑片显示黄点征(×20);B.普秃无可见的毛囊开口(×20)。

微小化毛囊数量增加,终毛毛囊:毳毛毛囊比例显著降低,平均为1.3∶1(图8.12)。

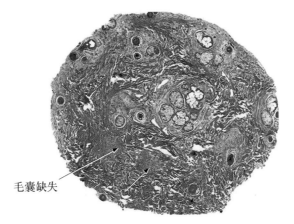

毛囊缺失

图8.12　该例持续普秃的病例,可见13个毳毛毛囊,
总密度为1个毛囊/mm²。再生的可能性微
乎其微。若无临床信息,与牵拉性脱发鉴
别困难

此阶段可以因区域性毛囊缺失,与长期的雄激素性脱发,甚至牵拉性脱发类似(图8.13)。
再生阶段,真皮上部微小化毛囊的毛球周围无炎症浸润,或轻微炎症浸润。

鉴于正常毛囊密度为2~3.1个毛囊/mm²(4 mm环钻活检为12.6 mm²,3 mm环钻活检
为7 mm²),此阶段如果少于1个毛囊/mm²,毛发再生的可能很小。

8.2.4　恢复期

从微小化毛囊再生的生长期终毛毛囊数量增加(图8.14)。

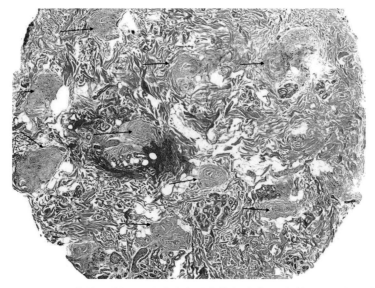

图 8.13　另一个普秃病例：很多非生长周期的纤维束（黑色箭头），没有毛囊

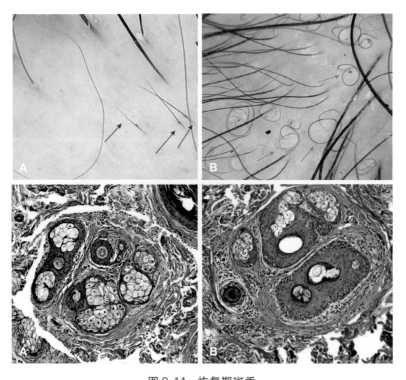

图 8.14　恢复期斑秃

A. 直立的再生短发；B. 猪尾样发。两者分别对应毳毛毛囊以及中等大小的生长期终毛毛囊。

8.3　本章要点

（1）早期盘状红斑狼疮可模仿斑秃（图 8.15），需寻找界面皮炎及汗腺周围的炎症浸润。

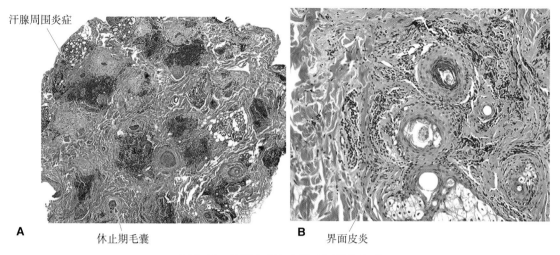

汗腺周围炎症

休止期毛囊

界面皮炎

图 8.15　早期盘状红斑狼疮可模仿斑秃

　　A. 因毛球水平致密的淋巴样炎症浸润和休止期毛发数量增加,此例早期盘状红斑狼疮可能被误诊为斑秃,然而需注意的是,炎症浸润并不限于毛囊,也见于血管和汗腺周围;B. 亦见于峡部水平的毛囊上皮有界面空泡变性。

　　(2)梅毒性脱发可模仿急性期斑秃(寻找浆细胞以及伴内皮细胞肿胀的血管周围炎症浸润);压力诱导性脱发及拔毛癖可模仿亚急性期斑秃——寻找粗大、异常、奇形怪状的色素管型、明显的毛发软化(汉堡征、拉链征及纽扣征)以及缺乏微小化毛囊,包括 Nanogen 毛囊。

　　(3)斑秃可以与其他毛发疾病共存,如拔毛癖或前额纤维性脱发(图 8.16)。

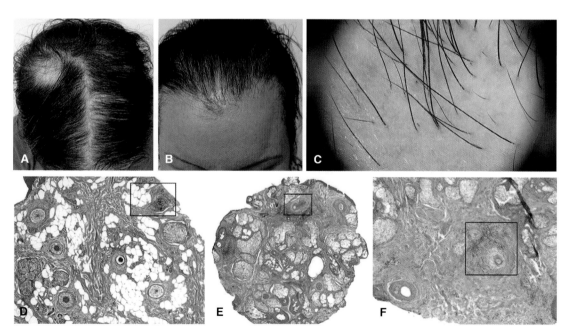

图 8.16　斑秃可能与其他毛发异常疾病伴发

　　A. 此患者有长期的斑秃病史和一脱发斑片。近期发现发际线毛发减少;B. 近期出现发际线毛发减少;C. 毛发镜显示毳毛缺失,毛囊开口消失,毛发断裂及短的再生毛发(×20);D. 发际线处活检显示混合的特点,有斑秃("蜂拥状"炎症浸润和毛囊微小化);E、F. 有毛囊周围纤维化和漏斗部水平苔藓样炎症浸润。笔者和其他学者均报道过此种关联。

（4）激素注射导致的脂肪萎缩，表现为脂肪小叶缩小、脂肪细胞变小以及毛细血管数量增加（图 8.17）。

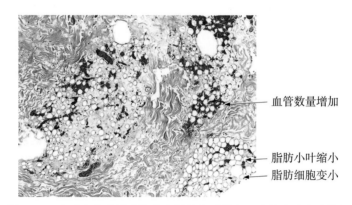

图 8.17　斑秃患者连续皮损内注射糖皮质激素导致的皮肤脂肪萎缩

8.4　拓展阅读

［1］Chung HJ, Goldberg LJ. Histologic features of chronic cutaneous lupus erythematosus of the scalp using horizontal sectioning: emphasis on follicular findings. J Am Acad Dermatol. 2017 Aug;77(2):349 - 355.

［2］Dy LC, Whiting DA. Histopathology of alopecia areata, acute and chronic: why is it important to the clinician? Dermatol Ther. 2011 May - Jun;24(3):369 - 374.

［3］Lin J, Zikry J, Atanaskova-Mesinkovska N. Development of frontal fibrosing alopecia with a history of alopecia areata. Int J Trichology. 2018 Jan-Feb;10(1):29 - 30.

［4］Paus R, Ito N, Takigawa M, Ito T. The hair follicle and immune privilege. J Investig Dermatol Symp Proc. 2003 Oct;8(2):188 - 194.

［5］Peckham SJ, Sloan SB, Elston DM. Histologic features of alopecia areata other than peribulbar lymphocytic infiltrates. J Am Acad Dermatol. 2011 Sep;65(3):615 - 620.

［6］Rajabi F, Drake LA, Senna MM, Rezaei N. Alopecia areata: a review of disease pathogenesis. Br J Dermatol. 2018 Nov;179(5):1033 - 1048.

［7］Whiting DA. Histopathologic features of alopecia areata: a new look. Arch Dermatol. 2003 Dec;139(12):1555 - 1559.

（赵颖　盛友渔　译）

9

隐匿性斑秃

9.1 概述

隐匿性斑秃(alopecia areata incognito，alopecia areata incognita，AAI)是一种以急性脱发为特征的弥漫性脱发，可导致女性患者整个头皮头发明显稀疏，临床和实验室表现不提示急性休止期脱发。

(1) 临床检查显示头发密度弥漫性降低，在雄激素依赖性头皮区域可能更明显(图9.1)。拉发试验对不同成熟程度的休止期毛囊根部呈阳性，隐匿性斑秃有大量休止期早期的毛根，其特征是杵状发周围可见上皮包膜(图9.2)。

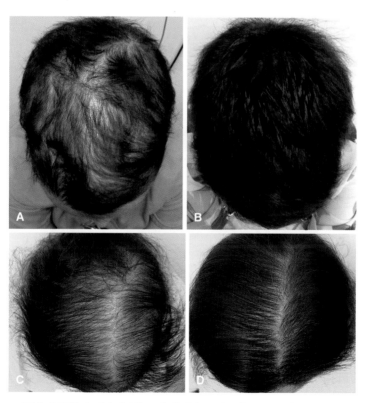

图9.1　两名隐匿性斑秃患者(外用米诺地尔和外用糖皮质激素治疗3个月前后)

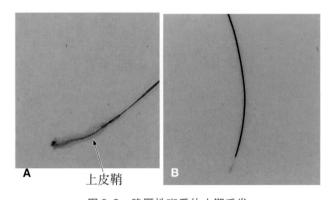

上皮鞘

图9.2 隐匿性斑秃休止期毛发

A.隐匿性斑秃的休止期早期毛发；B.休止期杵状发，与图A做比较。

（2）毛发镜检查显示黄点征和短的再生发，并且没有弥漫性斑秃典型的营养不良毛发（图9.3）。

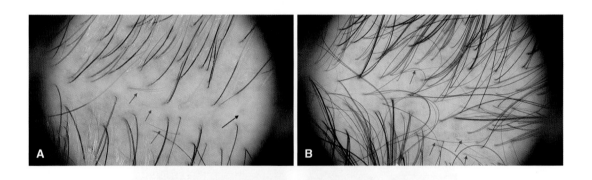

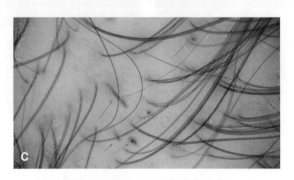

图9.3 隐匿性斑秃毛发镜检查

A、B.隐匿性斑秃患者的黄点征（黑色箭头）和再生毛发（红色箭头），图A为治疗前，图B为治疗后；C.弥漫性斑秃患者的营养不良毛发（蓝色箭头）。

（3）激素治疗反应迅速，预后通常较好（图9.1）。

（4）在典型的斑秃中，脱发斑片的形成是因为部分处于生长期早期（有丝分裂活性高）的毛发最容易受到免疫破坏，并同时发生生长期抑制。根据 Alfredo Rebora 的说法，隐匿性斑秃在雄激素性脱发患者中更为常见,因为头发生长周期的缩短减少了具有高有丝分裂活性的毛囊数量,增加了低有丝分裂活性的毛囊数量,这些毛囊转变为休止期毛囊而非营养不良。因此,在隐匿性斑秃中,脱发是弥漫性的休止期脱发。

9.2　主要病理特征

（1）诊断需要水平切片以了解毛囊计数和比值。

（2）毛囊单位数量无变化,但终毛毛囊数量减少（表9.1）。

表9.1　女性隐匿性斑秃、正常头皮和其他常见形式的非瘢痕弥漫性脱发的毛囊计数和比例的比较

毛囊变量	正常头皮	隐匿性斑秃	慢性休止期脱发	雄激素性脱发
毛囊单位	13	10	13	13
终毛毛囊	35	17	35	23
毳毛毛囊或微小化毛囊	5	8	4	12
毛囊索	1～2	6	3	8
生长期(%):休止期(%)	93.5:6.5	63:37	89:11	83.2:16.8
终毛:毳毛	7:1	3:1	9:1	1.9:1

（3）终毛/毳毛比值降低,平均比例为3.3:1（正常比例为≥4:1）（图9.4）。

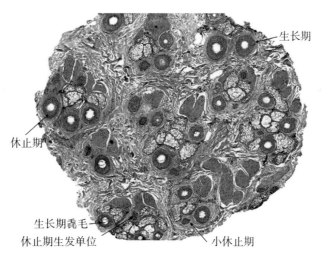

图9.4　同时患有雄激素性脱发和隐匿性斑秃的患者

　　32个毛囊（10个生长期终毛毛囊,4个休止期终毛毛囊,7个生长期毳毛毛囊和11个"小休止期毛囊/休止期生发单位"）,终毛与毳毛的比值为0.8:1,休止期毛囊计数占29%。

（4）退行期和休止期毛囊计数增加（平均数量占毛囊总量的 37%），而正常头皮不超过 15%（图 9.5）。

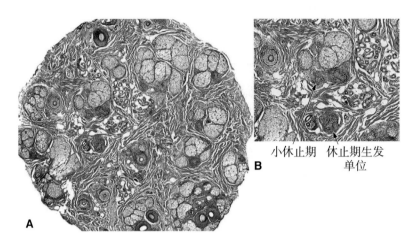

图 9.5　另一例隐匿性斑秃

(A、B)注意毛囊密度降低，休止期毛囊数目增加，包括小休止期毛囊和休止期生发单位。

（5）可见数量增加的休止期生发单位和（或）呈圆形、不规则形或多边形的基底样细胞小团块，外毛根鞘中没有毛干和细胞凋亡，也被称为"小休止期毛囊（small telogen follicle）"（图 9.6、图 9.7）。这些休止期毛囊正好在退化毛球的上方和角化的杵状发下方一分为二。这些"小休止期毛囊"最有可能是微小化休止期毛囊，在斑秃中描述为 Nanogen 毛囊。它们应该在病理报告中提及，并计入毳毛毛囊。

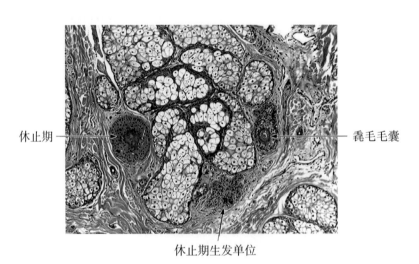

图 9.6　该毛囊单位体现了隐匿性斑秃的特征：毛囊微小化，休止期毛囊数量增加，包括小休止期毛囊和（或）休止期生发单位

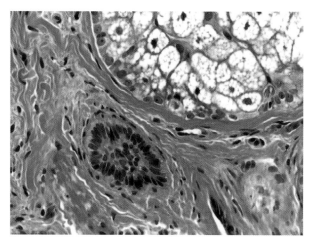

图 9.7　病理示一个多边形基底样细胞团块,代表一个小的休止期毛囊,注意没有毛干和细胞凋亡

(6) 毛囊漏斗部开口扩张(测量值为 0.02~0.05 mm,正常直径为 0.01 mm)(图 9.8)。

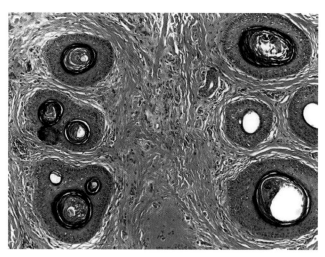

图 9.8　隐匿性斑秃患者的毛囊漏斗部扩张

9.3　拓展阅读

[1]　Miteva M, Misciali C, Fanti PA, Tosti A. Histopathologic features of alopecia areata incognito: a review of 46 cases. J Cutan Pathol. 2012 Jun;39(6):596 - 602.

[2]　Rebora A. Alopecia areata incognita. J Am Acad Dermatol. 2011 Dec;65(6):1228.

[3]　Rebora A. Alopecia areata incognita: a comment. Clinics (Sao Paulo). 2011;66(8):1481 - 1482.

[4]　Tosti A, Whiting D, Iorizzo M, Pazzaglia M, Misciali C, Vincenzi C, Micali G. The role of scalp dermoscopy in the diagnosis of alopecia areata incognita. J Am Acad Dermatol. 2008 Jul;59(1):64 - 67.

[5]　Whiting DA. Chronic telogen effluvium: increased scalp hair shedding in middle-aged women. J Am Acad Dermatol. Dec 1996;35(6):899 - 906.

[6] Whiting DA. Diagnostic and predictive value of horizontal sections of scalp biopsy specimens in male pattern androgenetic alopecia. J Am Acad Dermatol. May 1993;28(5 Pt 1):755 – 763.

（刘驰　金羽青 译）

10

休 止 期 脱 发

10.1 概述

(1) 休止期脱发(telogen effluvium，TE)最初被描述为"系统应激、疾病或生理情况导致大量头发过早地进入休止期"的女性弥漫性周期性脱发。

(2) 休止期脱发表现为获得性弥漫性头发脱落和稀疏；Headington 最初将其分为五类，Rebora 又将其重新分为三类：

① 提前脱落(过早脱发)，例如在开始米诺地尔治疗后。

② 毛发周期同步后集体脱落(生长期延迟、休止期脱落)，例如新生儿休止期脱发、产后休止期脱发和激素诱导的休止期脱发(雌激素和黄体酮)。

③ 过早进入休止期(由于生长期提前被中断并进入休止期，导致生长期毛囊快速脱落)；营养不良的头发脱落发生在生长期早期的毛囊中(以高有丝分裂活动为特征)，而生长期晚期的毛囊加速进入休止期；包括药物诱发的休止期脱发或饮食诱发的休止期脱发。

(3) 急性休止期脱发通常在产后出现，急性起病，持续可达 6 个月，头发可完全恢复，因此很少进行活检。

(4) 慢性休止期脱发(chronic TE，CTE)中脱发是持续性弥漫性累及整个头皮，但可能很难意识到，因为许多患者就诊时仍拥有满头的头发(图 10.1)。双侧颞部和马尾辫处头发减少最明显。慢性 TE 可以持续数月至数年，并且可以是一个波动的过程。大多数活检都是在这个阶段进行的。毛发镜显示空毛囊开口、直立的再生毛发，缺乏毛干的变异(图 10.2)。

注意：毛发镜不能直接诊断慢性休止期脱发；慢性休止期脱发和雄激素性脱发可能同时存在于某一患者。

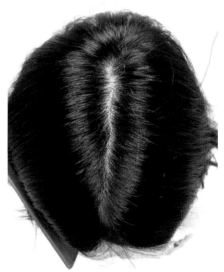

图 10.1　慢性休止期脱发
头发密度通常没有明显降低。

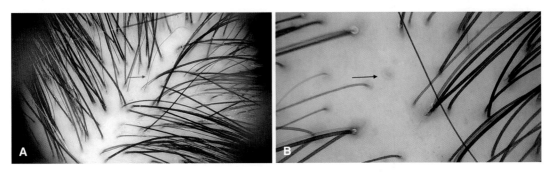

图 10.2　毛发镜没有特异的特征

A. 没有毛干的变异（×20），再生毛发末端变细（红色箭头）；B. 见空点（黑色箭头，×40）。

10.2　主要病理特征

（1）休止期脱发活检应取自头皮顶部，因为这是一个雄激素依赖性区域，这将有助于排除雄激素性脱发。活检不应取自头皮颞部，因为通常会有更多细短的头发。活检标本应制备水平切片，以提供毛囊计数和比值。

（2）急性休止期脱发显示正常的终毛/毳毛比例，但休止期计数增加高达 25%。

（3）活检无法区分慢性休止期脱发与正常头皮。

（4）毛囊密度没有或略有下降，终毛/毳毛比例正常（≥4：1），甚至增加为 9：1（图 10.3）。由于慢性休止期脱发有波动过程，休止期计数通常正常（不超过 15%）或在脱发的活动期略增加。

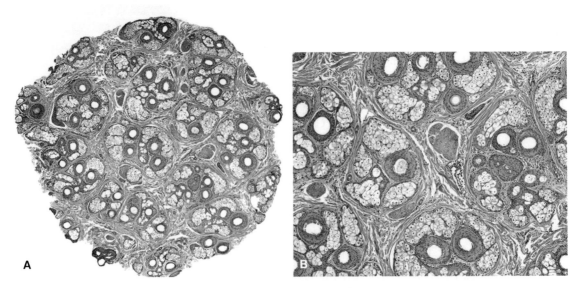

图 10.3　慢性休止期脱发

A、B. 毛囊密度为 47 个毛囊，终毛/毳毛比例为 7：1，休止期毛囊计数为 5%。

（5）与对照组正常头皮活检相似，大约 1/3 的休止期脱发活检在漏斗部水平出现轻度炎症和纤维化（图 10.4）。中度炎症和纤维化在雄激素性脱发中更常见。

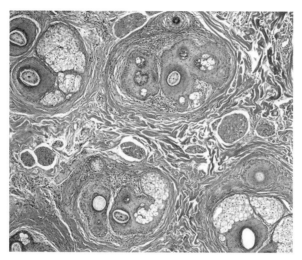

图 10.4　毛囊周围轻微炎症，可见于慢性休止期脱发和正常头皮

10.3　本章要点

（1）休止期终毛毛囊（退行期、休止期和休止期生发单位）计入终毛毛囊。应注意，不要在不同水平对同一毛囊，根据其不同的形态特征进行多次计数（图 10.5）。

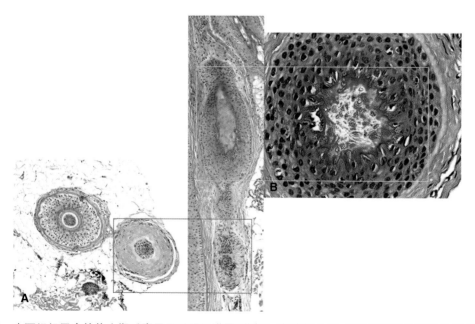

图 10.5　皮下组织层次的休止期毛囊显示透明层增厚（蓝框），在峡部水平，杵状发表现为变性的锯齿状角蛋白团块（黄框）

（2）休止期毳毛毛囊应计入毳毛毛囊，因为它们是微小化的毛囊（图 10.6）。仔细检查所有层次，包括漏斗部在内，可以追踪休止期毳毛毛囊。

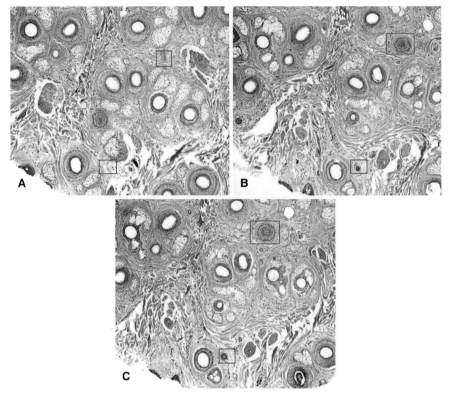

图 10.6　在毛囊上部不同层次的切面追踪同一休止期毳毛毛囊

10.4　拓展阅读

［1］ Guy WB, Edmundson WF. Diffuse cyclic hair loss in women. Arch Dermatol. 1960 Feb;81:205 - 7.

［2］ Headington JT. Telogen effluvium. New concepts and review. Arch Dermatol. 1993 Mar;129(3):356 - 63.

［3］ Rebora A. Proposing a simpler classification of telogen effluvium. Skin Appendage Disord. 2016 Sep;2 (1 - 2):35 - 38. Epub 2016 May 18.

［4］ Whiting DA. Chronic telogen effluvium: increased scalp hair shedding in middle-aged women. J Am Acad Dermatol. 1996 Dec;35(6):899 - 906.

（缪盈 译）

雄激素性脱发

11.1 概述

雄激素性脱发(androgenetic alopecia，AGA)是一种与雄激素相关的毛发疾病，其特征是渐进的、不可逆的毛囊微小化，导致遗传易感个体产生模式化(男性和女性)或弥漫性(女性)头发变细。

(1) 这是日常工作中最常见的毛发活检类型。大多数活检标本来自女性患者。

(2) 患有典型雄激素性脱发的男性患者很少接受活检，但是在一些情况下会进行活检，以排除局灶性毛发扁平苔藓和模式化分布的纤维化性脱发(另见第 7 章)，尤其是在植发手术之前。

(3) 毛发镜检查对雄激素性脱发的诊断非常有帮助，其基础是检测毛干的变异性。在女性和男性中，通常选择头顶部头皮的 6 个部位进行研究。男性可以在两侧颞部头皮增加两个部位，在非受累的枕部头皮增加一个部位(作为比较)(图 11.1)。

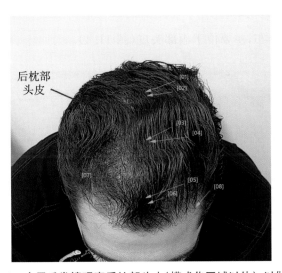

图 11.1　应用毛发镜观察后枕部头皮(模式化区域以外)，以做比较

（4）主要的毛发镜特点包括：

① 毛干的变异性：毛干粗细不一（终毛、中间发和毳毛），毳毛毛发比例增加（图 11.2）。

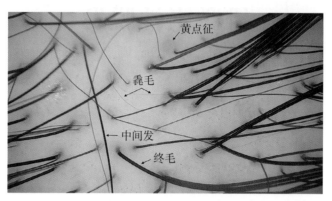

图 11.2　本例雄激素性脱发患者有明显的毛干变异（×40）

② 每个毛囊单位的毛发数量减少，单根毛发的数量增加（图 11.3）。

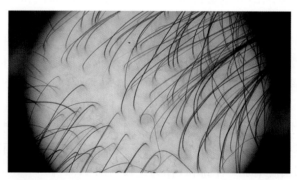

图 11.3　大多数毛囊单位含有单根毛发，注意日光引起的头皮过度色素沉着所致的不规则色素网络（×20）

③ 黄点征：不规则分布，主要位于额部头皮（图 11.4）。

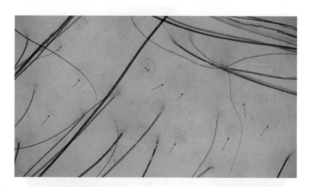

图 11.4　雄激素性脱发患者额部头皮的黄点征（红色箭头，×40）

④ 毛周征：约 1 mm 的毛囊周围棕色晕，对应漏斗部轻微淋巴细胞浸润和细小的纤维增生，在 Fitzpatrick Ⅳ～Ⅵ 型皮肤中可为白色（图 11.5）。

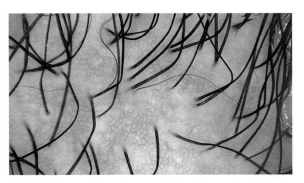

图 11.5 Ⅳ型皮肤的雄激素性脱发患者出现白色毛周征

11.2 主要病理特征

毳毛毛囊数量增多,终毛/毳毛比例(T:V)小于 4:1(图 11.6)。如 Whiting 的研究所

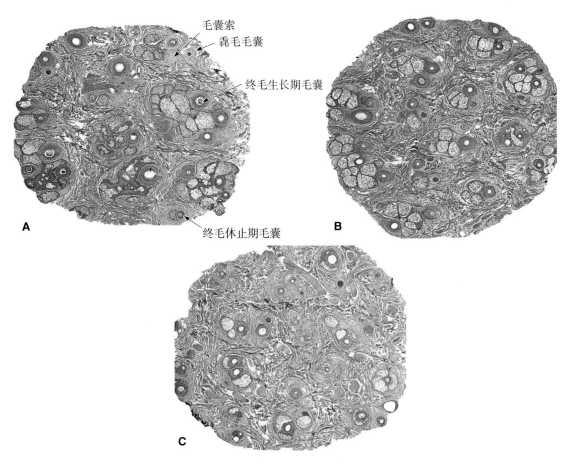

毛囊索
毳毛毛囊
终毛生长期毛囊
终毛休止期毛囊

图 11.6 雄激素性脱发毳毛毛囊数量增多

　A.在此活检标本中,有11个毛囊单位,8个生长期终毛毛囊,1个休止期毛囊和11个毳毛毛囊,终毛/毳毛比例为0.8:1,休止期毛囊计数是11%;B.C.尚有更多的雄激素性脱发病例以明显的毛囊微小化为特征。

示,在 219 例女性雄激素性脱发患者的横切面活检组织中,终毛与毳毛的平均比例为 2.2∶1。在病理报告中提及终毛/毳毛比值也有助于指导治疗,因为早期病例(终毛/毳毛比值为 2.2～3.9)需要并不复杂的治疗且拥有较好的预后。

(1) 一种常见的方法是将中间发毛囊和毳毛毛囊共同计数(见第 4 章,图 11.7)。

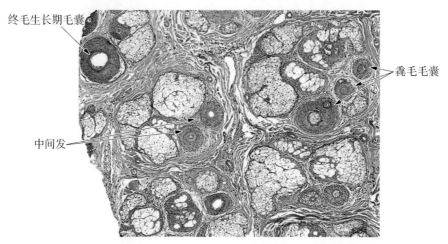

终毛生长期毛囊

毳毛毛囊

中间发

图 11.7　雄激素性脱发,中间发毛囊加入毳毛毛囊共同计数

(2) 毳毛毛囊的计数应在峡部及以上的水平。在水平切片上,有时在峡部水平仅可见极小的真皮乳头部毳毛毛囊,此时还需要进一步的切片,以显示整个毳毛毛囊并确认毛囊数目(图 11.8)。

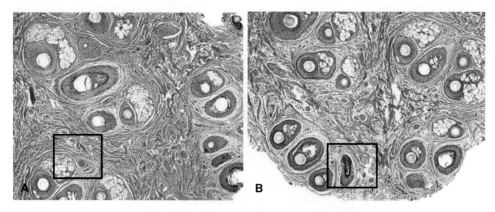

图 11.8　进一步切片以显示整个毳毛毛囊

A. 黑框内显示了一个小的毛乳头;B. 在进一步的切片中可见为一个毳毛毛囊。

(3) 休止期毛囊计数可能轻度增加至 19%～20%。

(4) 在高达 70% 的病例中,在漏斗部水平可见毛囊周围淋巴细胞浸润和轻度纤维增生,可被误认作扁平毛囊苔藓(见第 7 章;图 11.9)。尽管雄激素性脱发和模式化分布的纤维化性脱发实际上可被认作是一个连续的病谱,在某些情况下不可能有明确的区分,但原则上模式化分布的纤维化性脱发和毛发扁平苔藓的毛囊周围纤维化呈同心圆板层状,毛囊上皮变薄,有更明显的苔藓样浸润(图 11.10)。

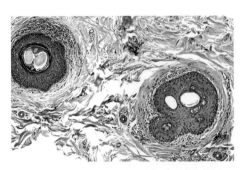

图 11.9 雄激素性脱发:在漏斗部,两个复合毛囊显示毛囊周围纤维增生和淋巴细胞浸润,注意毛囊上皮厚度不变

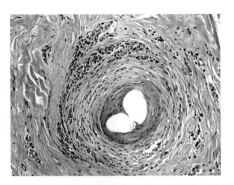

图 11.10 在扁平苔藓中毛囊上皮变薄(厚度减少)、毛囊周围纤维化和苔藓样炎症,此例见明显的浆细胞

(5) 在一些雄激素性脱发患者的活检标本中也可见个别碎裂的毛干,通常见于长期/晚期雄激素性脱发。最有可能的是,它们继发于毛囊破裂后,呈淋巴细胞性炎症和毛囊周围纤维增生(图 11.11)。它们也可以在模式化分布的纤维化性脱发中看到。

(6) 雄激素性脱发晚期患者可出现局灶性无毛(非周期性毛囊索数量增加),也可能被误认为瘢痕性脱发(图 11.12)。

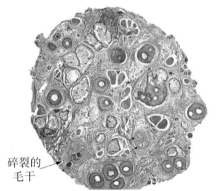

碎裂的毛干

图 11.11 雄激素性脱发中碎裂的毛干(黑色箭头)

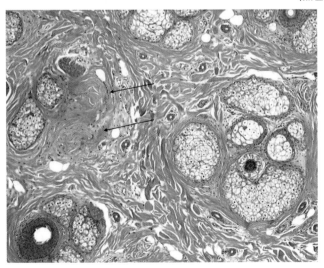

图 11.12 晚期雄激素性脱发伴局灶性脱发区(黑色箭头)

(7) 使用偏振光可以帮助区分长期存在的非循环性毛囊索(局灶性无毛)和瘢痕性脱发的

纤维束(图 11.13)。

图 11.13　雄激素性脱发伴局灶性无毛

与瘢痕性脱发中真正的毛囊瘢痕相比,长期存在的非循环性毛囊索(黄色箭头)没有出现偏振,而瘢痕性脱发中的瘢痕偏振类似于真皮内毛囊间的胶原偏振(红色箭头)。

11.3　本章要点

(1) 活检应该取自头顶部头皮,而不是额部头皮,因为这一区域的特点是毳毛/中间发毛囊增多,这可以揭示真实的终毛/毳毛比。

(2) 应使用毛发镜选择最佳的活检部位,以排除局灶性毛发扁平苔藓和模式化分布的纤维化性脱发。

(3) 女性弥漫性脱发可以有多个原因。病理学可以帮助检测是否存在毛囊微小化和休止期毛囊计数增加,并将其与临床表现结合起来分析。

11.4　拓展阅读

［1］Deloche C, de Lacharriere O, Misciali C, et al. Histological features of peripilar signs associated with androgenetic alopecia. Arch. Dermatol. Mar 2004;295(10):422 - 428.

［2］Miteva M. A comprehensive approach to hair pathology of horizontal sections. J Am Acad Dermatol. Jul 2013;35(5):529 - 540.

［3］Rudnicka, L, Oszewska M, Rakowska A, eds. *Atlas of Trichoscopy-Dermoscopy in Hair and Scalp Disease*. 1st ed. London: Springer-Verlag; 2012:221 - 222.

［4］Whiting DA. Diagnostic and predictive value of horizontal sections of scalp biopsy specimens in male pattern androgenetic alopecia. J Am Acad Dermatol. May 1993;28(5 Pt 1):755 - 763.

［5］Whiting DA. Scalp biopsy as a diagnostic and prognostic tool in androgenetic alopecia. Dermatol Ther. 1998;8(24):33.

(刘驰　金羽青　译)

创伤性脱发（不包括牵拉性脱发）

12.1 拔毛癖

12.1.1 概述

拔毛癖（trichotillomania，TM）是创伤性脱发的一种形式，其特征是由用力拽和拔导致的圆形或奇形怪状的脱发。

（1）拔毛癖的一个常见临床表现为剃度出家的秃顶模式，头发密度降低（但很少完全脱发），因为这里是患者容易触及的区域（图12.1）。头发折断长度不一，绕以一圈未受累的头发。摩发癖（trichoteiromania，TR，由于头皮摩擦导致的脱发）以类似的方式表现，或呈边界不清的斑片，头发密度减少，可能与皮肤的苔藓样变相关（也见于见慢性单纯性苔藓）。

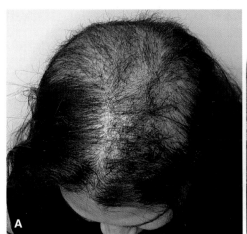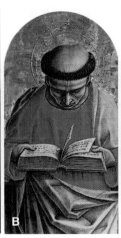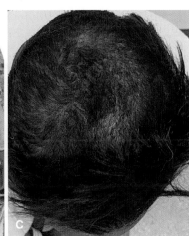

图 12.1 拔毛癖和摩发癖

拔毛癖（A）和摩发癖（C）中的秃顶模式让人想起僧侣的剃度（B），头顶上的头发被剃去或剪光，作为宗教信仰的标志。

（2）毛囊反复受到轻微的损伤，使毛干在不同长度上容易断裂。

（3）毛发镜的主要特征是生长期毛发突然受到机械损伤而导致不同长度、不同形态的断发(见第1章),这些特征包括火焰发、郁金香发、卷曲发、感叹号发、发粉征、V字征和烧焦的火柴棍征(图12.2～图12.4),也可以看到黄点征,对应只含有皮脂和角蛋白的空毛囊。在摩发癣中,毛干也可以表现为清晰的断裂(毛发纵裂)、末端分叉(脆发)和扫帚样发(图12.5)。

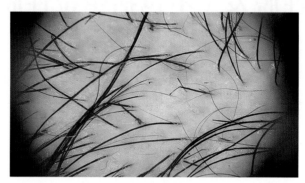

图 12.2　不同长度的头发断裂

郁金香发(红色箭头)和发粉征(黄色箭头)(×40)。

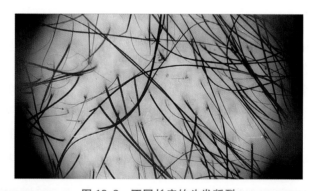

图 12.3　不同长度的头发断裂

火焰发(红色箭头)、V型征(蓝色箭头)、卷发(黄色箭头)、发粉征(绿色箭头)。

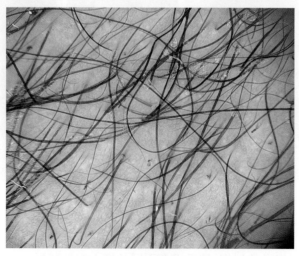

图 12.4　1 岁拔毛癖女童

头发在不同的长度断裂并显示不同的形态(×40)。

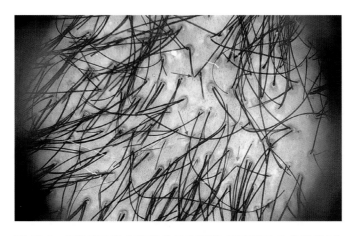

图12.5 摩发癖头发在不同的长度断裂，可表现为头发纵裂（分
叉的末端，红色箭头）、头发折断（清晰的毛干断裂并保
留了毛小皮，绿色箭头）和扫帚样发（蓝色箭头），类似于
慢性单纯性苔藓

12.1.2 主要病理特征

与摩发癖的组织学表现无诊断价值相比，拔毛癖的组织学表现有明显的特征性，头皮活检
有助于排除斑秃，明确诊断。用力拽拔头发会导致毛干脱落、毛发软化、色素管型、内毛根鞘脱
落和空毛囊

（1）40％活检标本示毛囊数量正常或略有减少，单个或成对的受损毛囊呈毛发软化。毛
发软化是指毛干的形态和色素发生异常，通常直径变小和（或）碎裂。毛发软化对拔毛癖并非
特异性，因为在斑秃中也可以观察到（图12.6、图12.7）。

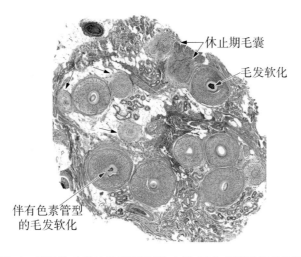

休止期毛囊

毛发软化

伴有色素管型
的毛发软化

图12.6 31％的毛囊处于退行期/休止期，两个毛囊显示毛发软化

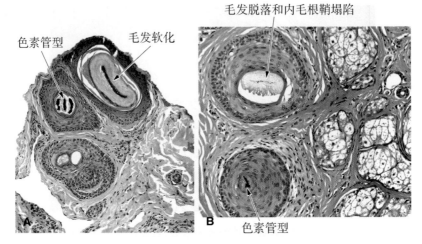

图 12.7　毛发软化和色素管型

注意断裂的毛干形态(A)和空毛囊(B)。

（2）多达70％的毛囊存在向退行期/休止期转化（有时，生长期毛囊的外毛根鞘出现少数凋亡细胞，标志着早期向休止期转化）（图 12.6、图 12.8）。

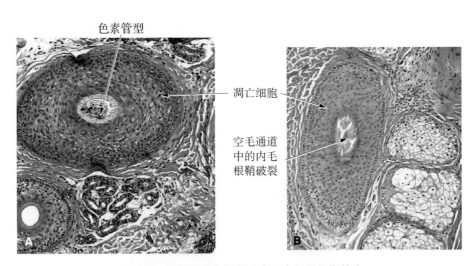

图 12.8　受创伤的生长期毛囊正在向退行期转变

（3）色素管型：含有黑色素的基质或皮质细胞在强行拔毛的过程中与毛囊分离。这些细胞移到了毛囊的上部，收缩形成不规则的黑色团块（图 12.6～图 12.8）。它们对拔毛癖的诊断并非特异性的，可在急性牵拉性脱发、中央离心性瘢痕性脱发和头皮蜂窝织炎中遇到。拉链征和纽扣征是可辨认的色素管型形式。当力量不足以导致毛发脱落，反复的小的牵拉力量会使毛干被拉长，或与内毛根鞘一起被拉长。最开始，牵拉力破坏毛皮质，黑素颗粒呈反应性线状聚集，位于中央外围（当力的矢量是垂直时）或更靠近边缘（当力的矢量倾斜时）（图 12.9），这就解释了拉链征。当毛干延伸达到其拉伸极限时，毛干要么断裂，要么从毛囊中脱落，只留下一团黑色素颗粒，绕以塌陷的内毛根鞘（纽扣征）（图 12.9、图 12.10）。

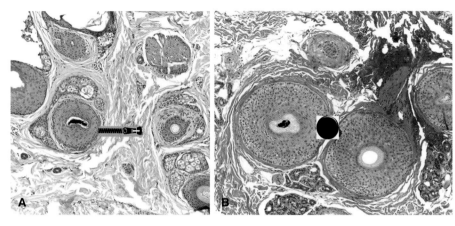

图 12.9　色素管型

A. 拉链征;B. 纽扣征。

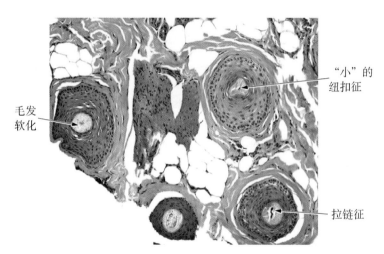

图 12.10　拔毛癖中拉链征和纽扣征的另一个例子

（4）毛周出血靠近毛球部或毛鞘之间。

（5）汉堡征:毛干纵向断裂,伴有蛋白物质和红细胞在腔内堆积。这与毛发镜检查时毛干末梢分叉相对应(图 12.16)。

12.2　慢性单纯性苔藓

12.2.1　概述

（1）慢性单纯性苔藓是一种慢性瘙痒性疾病,其特征是苔藓化鳞屑性红色斑块,是由于皮肤不断地被挠抓或摩擦而发生的。头皮是最常见的部位之一。

（2）毛囊反复受到摩擦和挠抓的损伤,使毛轴容易在不同长度处断裂,并在末端分叉。

（3）毛发镜检查中,短毛干从一个毛囊开口中以单株的形式出现,近端在皮面分裂为两根或三根厚度相似的毛发,毛干特点相同,但在远端头发尖分裂为两根或三根微小的末梢(扫帚发)

（图 12.11、图 12.12）。与透明细胞棘皮瘤类似，点状血管呈漩涡状排列（珍珠串）（图 12.12）。

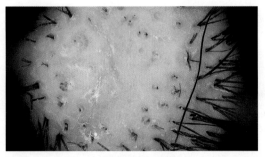

图 12.11　干式毛发镜显示白色鳞屑，局灶出血性痂和扫帚样发（×60）

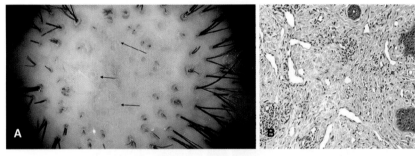

图 12.12　点状血管

A. 使用酒精凝胶有助于水合鳞屑，可见点状血管呈线状排列（黑色箭头，×60）；B. 对应病理上扩张的毛细血管数量增加。

12.2.2　主要病理特征

（1）垂直切面上，表皮增生伴表皮突不规则延长、过度正角化和颗粒层增生（图 12.13）。

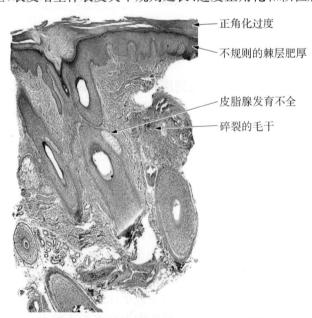

正角化过度

不规则的棘层肥厚

皮脂腺发育不全

碎裂的毛干

图 12.13　垂直切面的头皮慢性单纯性苔藓

（2）毛囊结构整体完好，终毛数量正常，但退行期/休止期计数增加，皮脂腺的大小和数量减少。

（3）在水平切面上，齿轮征是指漏斗部水平围绕毛发管腔的外毛根鞘呈锯齿状棘层肥厚性突起（图 12.14）。

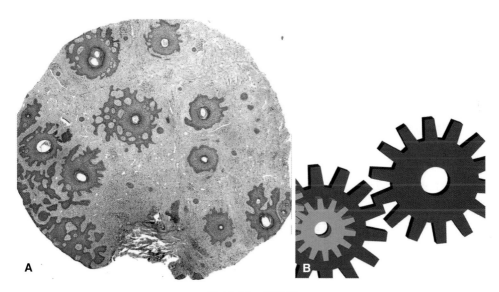

图 12.14　齿轮征

A. 慢性单纯性苔藓中外毛根鞘锯齿状棘层肥厚性突起；B. 类似于齿轮。

（4）漏斗部角化过度（图 12.15）。

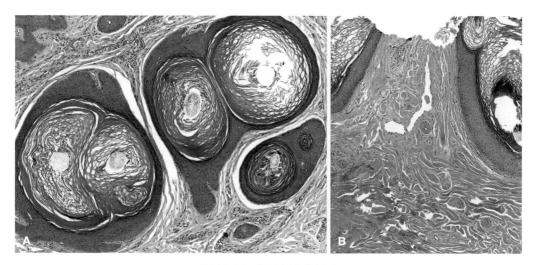

图 12.15　漏斗部角化过度

A. 毛囊开口扩张伴漏斗部角化过度；B. 血管扩张，形状奇特，内皮细胞肿胀突出。

（5）汉堡征：毛干纵向断裂，空腔内蛋白质物质和红细胞堆积（图 12.16）。

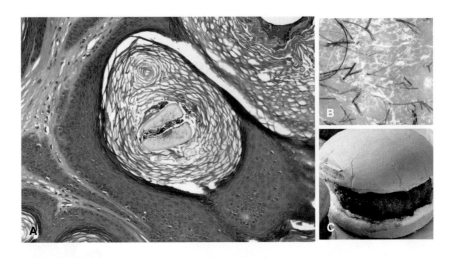

图 12.16 汉堡征

A. 在慢性单纯性苔藓中,汉堡征对应着分裂的毛干;B. 毛干分裂成两半,如毛发镜下的图像所示,含有蛋白质物质和红细胞;C. 类似于汉堡。

(6) 真皮内可见碎裂(裸)的毛干伴肉芽肿性炎症(图 12.13)。

12.3 压力诱导和术后脱发

12.3.1 概述

(1) 术后脱发是由于大量的外部压力导致毛囊出现缺血性改变,通常发生在长时间手术或不能活动的患者。通常表现为枕部头皮的局限性脱发区,可先有疼痛或肿胀(图 12.17)。

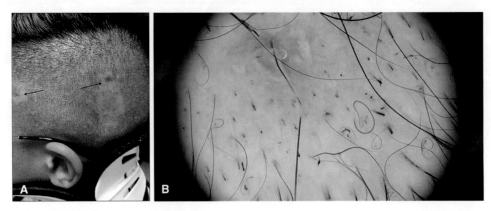

图 12.17 术后脱发

A. 手术后由于长时间佩戴 halo 支架,导致两侧出现压力诱导性脱发;B. 毛囊镜下有不同长度的断发、火焰发、发粉和黄点征。

(2) 瘢痕性脱发和非瘢痕性脱发均有报道。压力诱导的脱发可进展为永久性脱发,手术时间的长短可能是影响预后的最重要因素。

（3）枕部压力诱导性脱发也被报道为军人的压疮，多收治于创伤康复中心。笔者观察到一例患者，在头皮活检紧密缝合后出现压力诱导的脱发，继发葡萄球菌感染（图 12.18）。

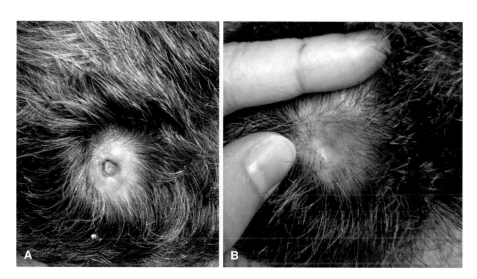

图 12.18　压力诱导性脱发

A. 活检后缝合紧密导致新发一处压力诱导性脱发斑片和继发感染；B. 6周后有一些头发再生。

（4）毛发镜下可见不同层次的断发，黑点征和黄点征（图 12.17）。

12.3.2　主要病理特征

（1）退行期/休止期毛囊数量增加（图 12.19）。

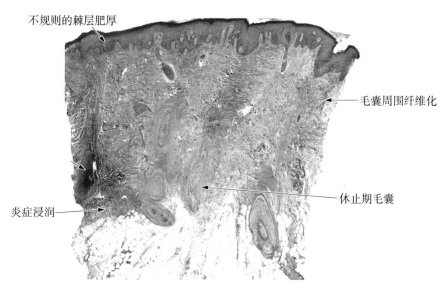

不规则的棘层肥厚

毛囊周围纤维化

休止期毛囊

炎症浸润

图 12.19　这例压力性脱发是头皮手术后所包绷带过紧引起的，注意休止期毛囊计数增加，炎症和棘层肥厚是创伤后的反应性现象

（2）由于缺氧，伴有凋亡细胞的生长期毛囊数量增加（向退行期转化）。

（3）毛发软化和汗腺化生（图12.20）。汗腺化生是汗腺导管和腺体受到创伤和缺氧后适应性良性变化过程。

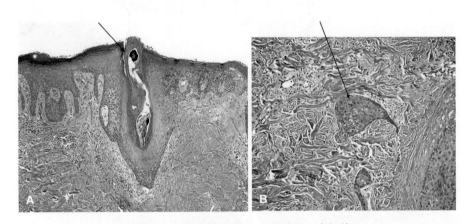

图 12.20　同一病例（图 12.19）的进一步切片

A. 显示长时间缺氧所致的毛发软化；B. 汗管鳞状化生（黑色箭头）。

（4）表皮可正常、增生或破溃，亦可见慢性炎症和异物肉芽肿性炎症浸润（图12.19）。

12.4　本章要点

（1）毳毛毛囊内的色素管型更倾向于斑秃而不是拔毛癣。

（2）组织学上拔毛癣与急性牵引性脱发可能难以区分。

12.5　拓展阅读

［1］ Bergfeld W, Mulinari-Brenner F, McCarron K, Embi C. The combined utilization of clinical and histological findings in the diagnosis of trichotillomania. J Cutan Pathol. Apr 2002;29(4):207 - 214.

［2］ Davies KE, Yesudian P. Pressure alopecia. Int J Trichology. 2012 Apr;4(2):64 - 68.

［3］ Freyschmidt-Paul P, Hoffmann R, Happle R. Trichoteiromania. Eur J Dermatol. Jul - Aug 2001;11 (4):369 - 371.

［4］ Hanly AJ, Jorda M, Badiavas E, Valencia I, Elgart GW. Postoperative pressure-induced alopecia: report of a case and discussion of the role of apoptosis in non-scarring alopecia. J Cutan Pathol. Aug 1999;26 (7):357 - 361.

［5］ Loh SH, Lew BL, Sim WY. Pressure alopecia: clinical findings and prognosis. J Am Acad Dermatol. 2015 Jan; 72 (1): 188 - 189. Dermoscopy Made Simple: http://dermoscopymadesimple. blogspot.com/

［6］ Miteva M, Romanelli P, Tosti A. Pigmented casts. Am J Dermatopathol. 2014 Jan;36(1):58 - 63.

［7］ Muller SA. Trichotillomania: a histopathologic study in sixty-six patients. J Am Acad Dermatol. 1990 Jul;23(1):56 - 62.

［8］ Quaresma MV, Mariño Alvarez AM, Miteva M. Dermatoscopic-pathologic correlation of lichen simplex chronicus on the scalp: 'broom fibres, gear wheels and hamburgers'. J Eur Acad Dermatol Venereol. 2016;30:343 - 345.

[9] Rakowska A, Slowinska M, Olszewska M, Rudnicka L. New trichoscopy findings in trichotillomania: flame hairs, V-sign, hook hairs, hair powder, tulip hairs. Acta Derm Venereol. 2014 May;94(3):303 - 306.

[10] Royer MC, Sperling LC. Splitting hairs: the 'hamburger sign' in trichotillomania. J Cutan Pathol. Sep 2006;33 Suppl 2:63 - 64.

（赵俊 译）

13

毛发扁平苔藓

13.1 概述

毛发扁平苔藓（lichen planopilaris，LPP），即扁平苔藓（lichen planus，LP）的毛囊型，属于一种原发性淋巴细胞性瘢痕性脱发，其特征是不可逆性脱发和瘢痕形成。

（1）涉及的发病机制包括过氧化物酶体增殖物激活受体（proliferator-activated receptor，PPAR）缺陷，导致毛囊皮脂腺单位被破坏，CD8$^+$ T 细胞诱导毛囊上皮干细胞（epithelial hair follicular stem cell，eHFSC）凋亡而失去免疫豁免，大规模凋亡中存活下来的毛囊上皮干细胞向上皮间质转化。毛发扁平苔藓中毛囊隆突部的免疫豁免丧失，与斑秃中毛球部免疫豁免丧失具有惊人的相似性。

（2）临床上描述了几种亚型，包括斑片型（一片或多片从顶部开始并往外扩展）（图 13.1）、弥漫型（顶部最早受累，但斑片可以发生在任何部位），以及模式化分布的纤维化性脱发（弥漫性毛发扁平苔藓和雄激素性脱发重叠）。其他形式包括线状毛发扁平苔藓（图 13.1），可类似于"刀劈样"硬皮病和线状深在性狼疮；Graham-Little-Picardi-Lasseur 综合征（三联征：头皮毛发扁平苔藓，腋毛和阴毛非瘢痕性脱发，泛发的毛囊性丘疹即小棘扁平苔藓）；毛发扁平苔藓罕见，发生于儿童，临床常被误诊为斑秃或头癣（图 13.2）。主要的鉴别诊断包括脱发性棘状毛囊角化病（keratosis follicularis spinulosa decalvans，KFSD），这是一种罕见的 X 连锁遗传病（但也有散发和常染色体显性遗传的病例），儿童期起病，表现为全身角化性毛囊性丘疹、头皮和眉毛的瘢痕性脱发，在青春期进展（图 13.3）。据报道，头皮色素减退性斑片伴脱发是非洲裔美国人头皮毛发扁平苔藓的一种亚型（图 13.4）。

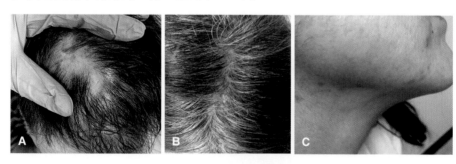

图 13.1　毛发扁平苔藓亚型

A. 斑片状毛发扁平苔藓；B、C. 另一例患者头皮和面部线状毛发扁平苔藓。

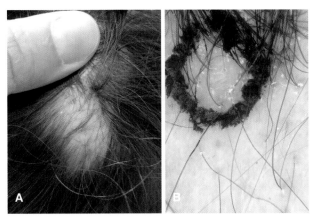

图 13.2　毛发扁平苔藓可发生于儿童

A. 一例活检证实毛发扁平苔藓的 10 岁儿童,曾被误诊为头癣;B. 毛发镜引导的头皮活检部位见毛周管型。

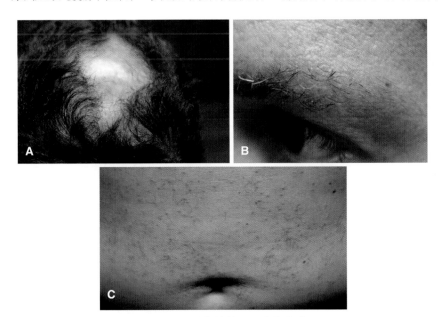

图 13.3　脱发性棘状毛囊角化病

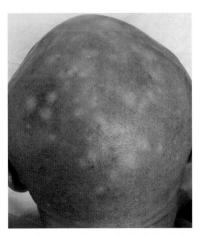

图 13.4　非洲裔美国人患者的色素减退型毛发扁平苔藓

（3）16％～21％的毛发扁平苔藓伴发前额纤维化性脱发（frontal fibrosing alopecia，FFA）。前额纤维化性脱发和模式化分布的纤维化性脱发在第14章和第15章讨论。

（4）脱发性毛囊炎–毛发扁平苔藓表型谱（folliculitis decalvans lichen planopilaris phenotypic spectrum，FDLPPPS）是指淋巴细胞性瘢痕性脱发患者，同时具有脱发性毛囊炎（folliculitis decalvans，FD）和毛发扁平苔藓的临床、毛发镜和病理特点（见下文）。

（5）如果在毛发移植前不进行活检，毛发扁平苔藓可能会被漏诊，这会导致术后移植发脱落（图13.17）。

（6）毛发镜检查可见毛囊开口缺失、毛周管型（外露毛干的近端2～3 mm包绕管状鳞屑）（图13.5）、细长的线状血管（图13.6）、簇状发（通常同一毛囊口出现2～4根毛发，并绕以毛周管型）（图13.6）。在Ⅳ～Ⅵ型皮肤中，毛发扁平苔藓有靶样形态的蓝灰色点，对应毛囊附近的色素失禁，而盘状红斑狼疮中斑点状的蓝灰色点，对应毛囊之间的界面色素失禁（图13.7）。白点对应于纤维束，通常在活动性斑片的边缘替代了单个毛囊开口（图13.8），而乳白色区域（草莓冰激凌色）对应于较大面积的毛囊瘢痕形成。

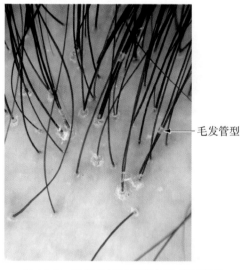

图13.5　环绕毛干近端部分的毛周管型

毛发管型沿着一些毛干生长方向分布（×10）。

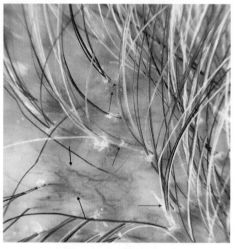

图13.6　毛发扁平苔藓的线性血管（黑色箭头）和2～3根头发成簇出自同一开口（红色箭头，×10）

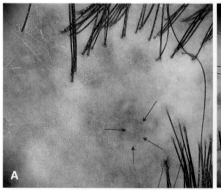

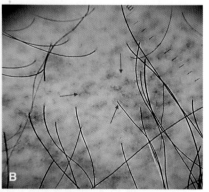

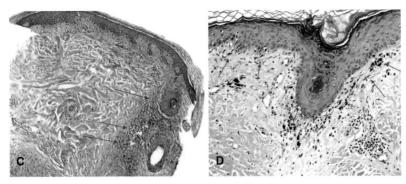

图 13.7　毛发镜下的蓝灰点

　　毛发扁平苔藓呈毛周靶形模式的蓝灰点(A，×40)对应组织学上以毛囊为中心的受累(C)，而盘状红斑狼疮呈斑点状模式(B，×10)归因于毛囊间的界面皮炎(D)。

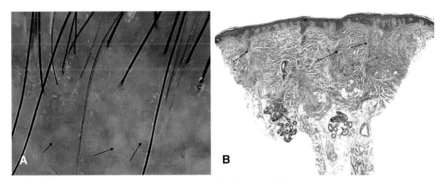

图 13.8　毛发镜下的白点征

A.毛发镜下的白点征(×10)；B.对应于组织学上替代毛囊的纤维化束(黑色箭头)。

13.2　主要病理特征

　　(1)毛囊数量减少，毛囊结构改变，部分区域毛囊脱落，皮脂腺缺失/数量减少(图 13.9)。皮脂腺炎症，包括皮脂腺导管炎症，通常是原发性瘢痕性脱发的早期特征(图 13.10)。

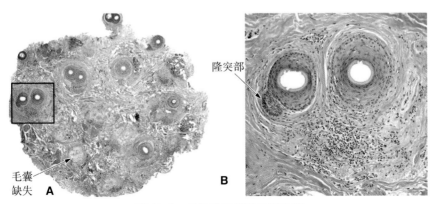

图 13.9　毛发扁平苔藓毛囊改变

A.毛囊结构改变：区域性毛囊缺失，皮脂腺缺失；B.毛囊永久部分(隆突部)苔藓样浸润。

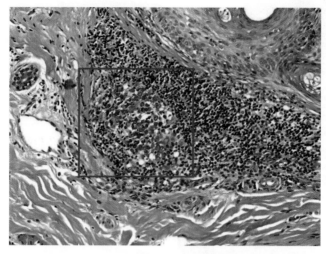

图 13.10　累及皮脂腺小叶的苔藓样炎症浸润

（2）眼睛征和护目镜征可以在低倍镜下识别,这些是在峡部或峡部以下水平评估的复合毛囊结构(见第 6 章,图 13.11)。

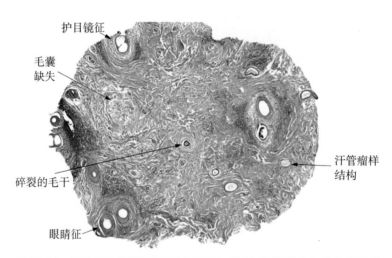

图 13.11　眼睛征和护目镜征(复合毛囊),毛囊周围纤维化和苔藓样浸润

（3）毛囊周围苔藓样/界面淋巴细胞性炎症浸润,累及毛囊的永久部分(峡部和漏斗部)。浸润也可以呈界面模式(侵犯外毛根鞘)(图 13.12、图 13.13)。

（4）毛囊周围同心圆样纤维化(洋葱状分层纤维化)累及毛囊的永久部分,可能有黏蛋白增加(黏液性纤维化)(图 13.12)。

（5）毛囊上皮消耗(外毛根鞘变薄),而在雄激素性脱发病例中毛囊上皮完好无损,伴随毛囊炎症和纤维增生(见第 11 章)(图 13.12)。

（6）毛囊瘢痕(毛囊缺失),伴有毛干碎片(图 13.12)。

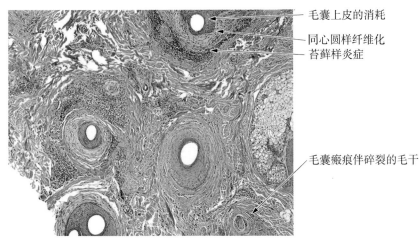

毛囊上皮的消耗
同心圆样纤维化
苔藓样炎症

毛囊瘢痕伴碎裂的毛干

图 13.12   毛囊上部水平的毛囊周围纤维化和苔藓样炎症,注意受累毛囊中外毛根鞘的消耗(变薄)

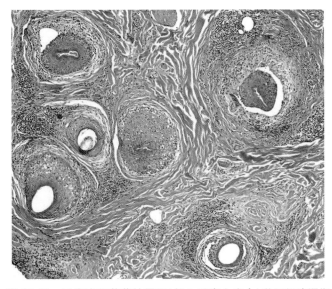

图 13.13   毛发扁平苔藓的界面(侵入毛囊上皮内)淋巴细胞浸润

13.3   脱发性毛囊炎-毛发扁平苔藓表型谱

脱发性毛囊炎-毛发扁平苔藓表型谱(FDLPPPS)是斑片状或弥漫性淋巴细胞性瘢痕性脱发,具有模棱两可的脱发性毛囊炎和毛发扁平苔藓的特征,这使诊断变得困难。

主要特征如下:

(1) 多毛(图 13.14)。

(2) 脓疱和血痂葡萄球菌培养阳性。

(3) 原发瘢痕性脱发的"混合性"组织学特征包括:平均 2~5 个毛囊(毛囊群)的多复合毛囊结构,毛囊上皮萎缩,淋巴组织细胞浸润伴肉芽肿和大量浆细胞,无中性粒细胞浸润(图 13.15、图 13.16)。

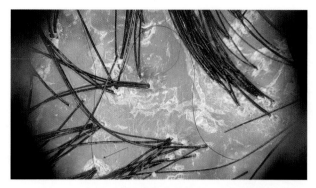

图 13.14 FDLPPPS 患者的多毛（大的簇状发）、毛周管型、毛囊间脱屑和黄痂（×40），细菌培养提示金黄色葡萄球菌阳性

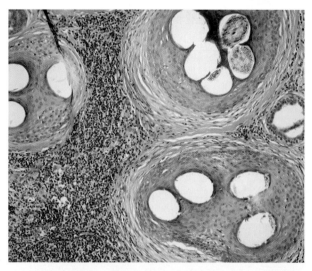

图 13.15 多毛（多复合毛囊），毛囊周围纤维化，以及淋巴细胞、组织细胞和浆细胞的苔藓样浸润，注意缺乏中性粒细胞

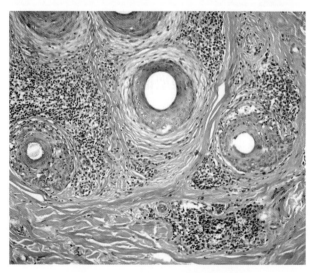

图 13.16 FDLPPPS 中的浆细胞浸润

（4）系统应用抗菌药物和免疫调节剂可改善临床症状。

注意事项：慢性期或缓解期的脱发性毛囊炎，可表现为多毛、组织学上缺乏中性粒细胞却有浆细胞，因此有学者认为 FDLPPPS 是脱发性毛囊炎的延续并伴有苔藓样特征。

13.4　雄激素性脱发毛发移植中的一个陷阱

早期/轻微的毛发扁平苔藓可以与雄激素性脱发共存，但患者若无症状，可能会认识不足，且没有采用毛发镜和组织学检查来排除该诊断。这一陷阱在模式化分布的纤维化性脱发患者中更为常见。

使用毛发镜来检测伴有毛周管型的单根头发或簇状发，对诊断疑似轻微的毛发扁平苔藓至关重要，且能引导活检的最佳部位（图 13.17）。

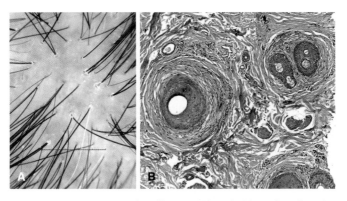

图 13.17　使用毛发镜检测带有毛周管型的单根头发或簇状发

A. 毛发镜下一例雄激素性脱发患者（×10）怀疑合并毛发扁平苔藓，可见毛周管型和小簇毛发；B. 在病理上得以证实。

接受毛发移植的雄激素性脱发患者，若漏诊轻微的毛发扁平苔藓，可导致移植毛囊的灾难性丢失。

13.5　过度诊断毛发扁平苔藓

在移植毛囊丢失患者的受区活检中，过度诊断毛发扁平苔藓在笔者的经验中并不少见。如果毛发移植外科医生/毛发学专家从移植物丢失的受区取头皮活检以排除毛发扁平苔藓的诊断，而病理诊断往往"证实"毛发扁平苔藓的存在。这可能导致不必要的治疗、心理恶化、经济损失和再次植发延迟。

病理上通常没有毛周管型，但可发现局灶性无毛区域（图 13.18）。

多次活检并行水平切片，应遵循毛发镜引导下活检（如毛发扁平苔藓）的指南进行，以提高诊断率。

病理上可能有毛囊缺失（对应于移植毛囊丢失）、毛干碎裂伴肉芽肿性炎症浸润，但整体保留了毛囊结构，皮脂腺完整，无毛囊周围纤维化和苔藓样浸润（图 13.19）。毛囊单位中，毛囊看似较少成组。

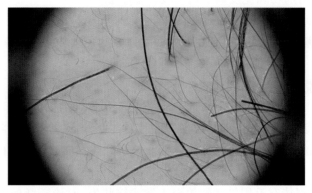

图 13.18　这例患者植发后毛发丢失，被过度诊断为颞部头皮毛发扁平苔藓/前额纤维化性脱发

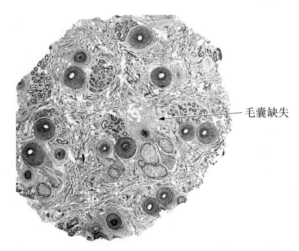

毛囊缺失

图 13.19　一例雄激素性脱发患者毛发移植术后移植毛囊丢失，被误诊为毛发扁平苔藓

13.6　本章要点

（1）毛发镜引导下的活检标本行水平切片，对瘢痕性脱发（包括毛发扁平苔藓）具有更高的诊断率，标本应该从簇状发或具有毛周管型和毛周蓝灰点征的区域获得，以便观察毛囊结构并发现细微/局灶性疾病。

（2）小汗腺周围淋巴细胞浸润并非盘状红斑狼疮所特有的，偶尔可见于其他瘢痕性脱发，包括毛发扁平苔藓（图 13.20）。

（3）累及毛囊下部的淋巴细胞浸润可能被误认为是斑秃中的"蜂拥状"浸润。

（4）毛发扁平苔藓与前额纤维化性脱发在 HE 切片中无法区分。一些组织学特征支持前额纤维化性脱发，包括外毛根鞘中明显的细胞凋亡、炎症和纤维化延伸至峡部以下，炎症浸润同时影响生长期、休止期和毳毛毛囊。一项研究发现，与前额纤维化性脱发相比，毛发扁平苔藓的隆突部和漏斗部毛囊周围间充质中有更多的 $CD68^+$ 细胞，且具有统计学意义。

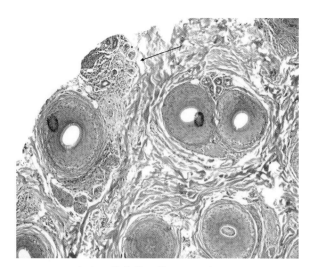

图 13.20　毛发扁平苔藓的活检示小汗腺周围淋巴细胞浸润

13.7　拓展阅读

［1］Al-Zaid T, Vanderweil S, Zembowicz A, Lyle S. Sebaceous gland loss and inflammation in scarring alopecia: a potential role in pathogenesis. J Am Acad Dermatol. 2011 Sep;65(3):597 - 603.

［2］Baquerizo Nole KL, Nusbaum B, Pinto GM, Miteva M. Lichen planopilaris in the androgenetic alopecia area: a pitfall for hair transplantation. Skin Appendage Disord. 2015 Mar;1(1):49 - 53.

［3］Desai N, Mirmirani P. Lichen planopilaris. In Miteva M, ed. *Alopecia*. 1st ed. Elsevier, 2018:143 - 150.

［4］Harries M, Hardman J, Chaudhry I, Poblet E, Paus R. Profiling the human hair follicle immune system in lichen planopilaris and frontal fibrosing alopecia: can macrophage polarization differentiate these two conditions microscopically? Br J Dermatol. 2019 Dec 28. doi:10.1111/bjd.18854.

［5］Harries, MJ, Meyer K, Chaudhry I, Poblet EKJE, Griffiths CE, Paus R. Lichen planopilaris is characterized by immune privilege collapse of the hair follicle's epithelial stem cell niche. J Pathol. 2013; 231(2):236 - 247.

［6］Imanishi, H, Ansell DM, Cheret J, Harries M, Bertolini M, Sepp N, Biro T, Poblet E, Jimenez F, Hardman J, Panicker SP, Ward CM, Paus R. Epithelial-to-mesenchymal stem cell transition in a human organ: lessons from lichen planopilaris. J Invest Dermatol. 2018;138(3):511 - 519.

［7］Karnik P, Tekeste Z, McCormick TS, Gilliam AC, Price VH, Cooper KD, Mirmirani P. Hair follicle stem cell-specific PPARgamma deletion causes scarring alopecia. J Invest Dermatol. 2009;129(5):1243 - 1257.

［8］Miteva M, Tosti A. Dermoscopy guided scalp biopsy in cicatricial alopecia. J Eur Acad Dermatol Venereol. 2013;27(10):1299 - 1303.

［9］Olszewska M, Rakowska A, Slowinska M, Rudnicka L. Classic lichen planopilaris and Graham Little syndrome. In Rudnicka L, Olszewksa M, Rakowska A, ed. *Atlas of Trichoscopy*. 1st ed. Springer-Verlag, London, 2012:279 - 294.

（缪盈　译）

前额纤维化性脱发

14.1 概述

前额纤维化性脱发(frontal fibrosing alopecia，FFA)是一种进行性淋巴细胞性瘢痕性脱发,特征为前额或前额颞部带状分布的发际线后移,常见于绝经期后女性。眉毛、睫毛、鬓角以及四肢、腋窝、胡须及耻骨区等区域毛发亦可受累。新近关于前额纤维化性脱发的皮肤科文献急剧增加,本章旨在总结皮肤镜与病理之间的联系。

前额纤维化性脱发的发病机制尚不明确,但被认为与毛发扁平苔藓有重叠。一项全基因组关联研究显示,前额纤维化性脱发是一种由 6 号染色体 HLA－B07:02 等位基因介导的遗传易感性免疫-炎症性疾病。

前额纤维化性脱发包括3种最常见的临床模式:①前额发际线线性均匀的带状脱发;②前额发际线或发际线后方不规则或锯齿状脱发;③"假刘海征"型,发际线保留,其后方毛发脱失。另外有几种少见的变异型,包括:①雄激素性脱发样型;②帽章样型;③匍行性脱发样型(图 14.1),其他少见变异型包括枕部前额纤维化性脱发、斑片型前额纤维化性脱发及 υ 样型前额纤维化性脱发。

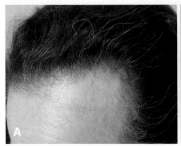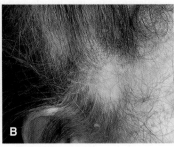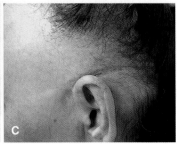

图 14.1 前额纤维化性脱发 3 种少见的临床亚型

A. 雄激素性脱发样型;B. 帽章样型;C. 匍行性脱发样型。

两种不寻常的联系:①色素性扁平苔藓(lichen planus pigmentosus，LPPigm)在前额纤维化性脱发深肤色患者中更常见,可发生在前额纤维化性脱发确诊前,表现为面部和上肢棕色斑疹,融合为斑片;②(黄色)面部丘疹是面部单一的肤色丘疹,常分布于颞部及颧部。这两种特征均在绝经前及西班牙/拉丁美洲女性中常见(图 14.2)。

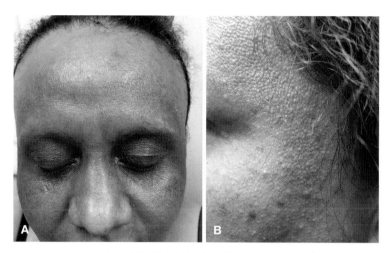

图 14.2　与前额纤维化性脱发相关的两种不寻常的联系

A. 色素性扁平苔藓(面部弥漫性棕色斑片皮肤颜色变深,注意累及上睑),注意累及上睑;B. 黄色面部丘疹。

毛发镜特征与毛发扁平苔藓相似(见第 13 章),另外一些独特的特征如下。

(1) 发际线毳毛消失(图 14.3A):虽然通常是这样,但总有例外,早期病例仍保留毳毛(图 14.3B)。

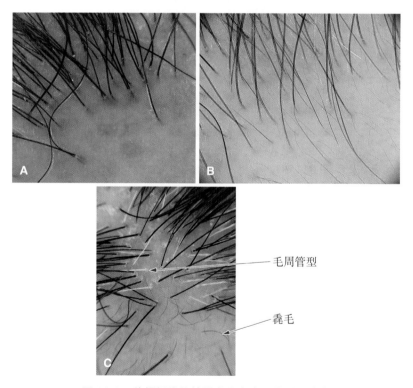

毛周管型

毳毛

图 14.3　前额纤维化性脱发患者发际线毳毛消失

A. 前额纤维化性脱发患者前发际线毳毛消失;B. 与正常发际线相比(×20);C. 前额纤维化性脱发患者仍保留毳毛,但其邻近的后方有毛周管型(×10)。

（2）与毛发扁平苔藓相比，缺少簇生毛发（复合毛发）（未发表数据，与 Giselle Martins 医生私下交流）；相关的组织病理学联系是前额纤维化性脱发中常存在眼睛征，而不是护目镜征（图 14.10）。

（3）毛周管型常较轻微，鬓角部位缺乏（图 14.4）。

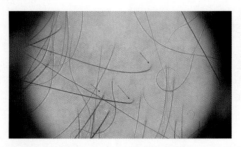

图 14.4　耳前区/鬓角显示缺少毛周管型，但在开口处近端变透明（×20）

（4）血管网，对应浅层血管丛及其分支血管，毛发镜下可见，系皮肤萎缩所致（图 14.5）。

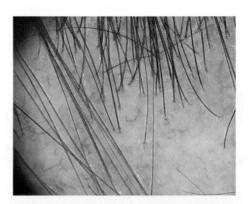

图 14.5　前额纤维化性脱发患者的血管网（×40）

（5）毛周色素减退环（图 14.6）。

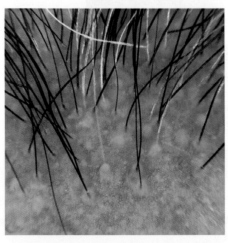

图 14.6　前额纤维化性脱发患者的毛周色素减退环（×10）

（6）眉毛的毛发镜可表现为黄点征、营养不良性毛发、灰点征和不同方向生长的毛发（图 14.7），亦可见结节性脆发，很有可能是因为过度外用药物所致（个人观察）（图 14.8）。

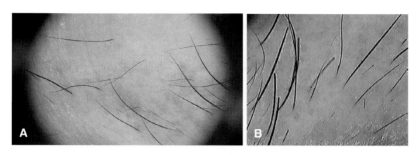

图 14.7　前额纤维化性脱发患者的眉毛毛发镜

A. 黄点征、灰点征和不同方向生长的毛发；B. 营养不良性毛发：该患者在过去 6 个月内未拔眉毛（×40）。

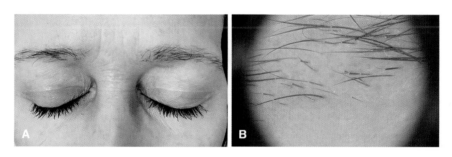

图 14.8　结节性脆发

A. 前额纤维化性脱发患者的眉毛结节性脆发；B. 该患者在受累眉毛部位持续涂擦他克莫司软膏（×20）。

（7）色素性扁平苔藓：毛囊中心性蓝灰色点，呈环状、斑点状及菱形结构（图 14.9），黄褐斑的色素不呈毛囊中心性。

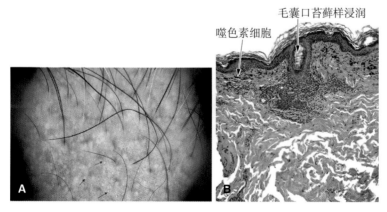

图 14.9　色素性扁平苔藓

A. 色素性扁平苔藓，从前额纤维化性脱发患者的前额延伸至前额发际线处，表现为环状蓝灰色点（×50）；B. 环状蓝灰色点是附属器周围受累伴噬色素细胞聚集的线索。

14.2　主要病理特征

其病理特点在 HE 切片中与毛发扁平苔藓难以区分（见第 13 章）。与前额纤维化性脱发更相关的组织学特征如下。

（1）与毛发扁平苔藓相比，通常毛囊凋亡更明显，毛囊上皮与纤维化区之间的裂隙更明显（图 14.10）。

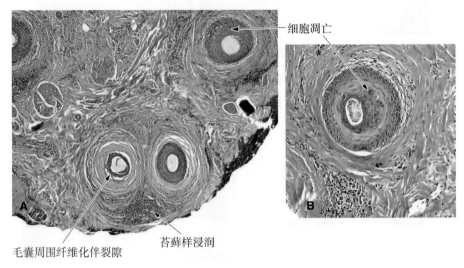

图 14.10　前额纤维化性脱发显示更明显的裂隙及凋亡

（2）毛囊三联征是诊断前额纤维化性脱发的线索：终毛生长期、休止期及毳毛毛囊同时受累（图 14.11）。

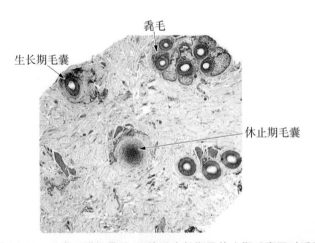

图 14.11　毛囊三联征是毳毛、终毛生长期及休止期毛囊同时受累

（3）前额纤维化性脱发的早期病例显示炎症模式：前额纤维化性脱发早期，缺乏毛囊周围

纤维化和终毛毛囊的苔藓样浸润；炎症累及毳毛毛囊，呈毛囊周围层状或斑片状苔藓样浸润，以及皮脂腺萎缩，都是诊断的病理线索，通常皮脂腺发育不全（图 14.12）。

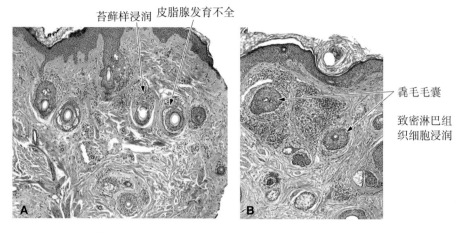

图 14.12　早期的前额纤维化性脱发表现为毳毛毛囊周围炎症模式，无毛囊周围纤维化

（4）累及四肢的前额纤维化性脱发活检，显示类似的炎症模式，毛囊周围无纤维化。病程长期的患者毛囊缺失，可见真皮内孤立的立毛肌束（图 14.13）。

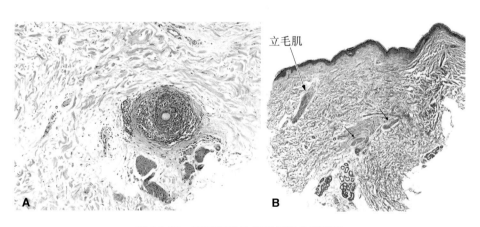

图 14.13　累及四肢的前额纤维化性脱发

A. 一例前额纤维化性脱发男性患者的前臂斑状脱发处活检显示，炎症浸润累及真皮内的休止期毛囊；B. 另外一例前额纤维化性脱发患者的前臂标本显示，未见毛囊，仅存真皮内孤立的立毛肌束。

（5）眉毛：眉毛的毛囊是单独存在的，并不组成毛囊单位。大多数毛囊处于休止期。活检标本可以观察到多种模式：①炎症模式，需要根据淋巴细胞性炎症浸润的水平与斑秃相鉴别（前额纤维化性脱发在峡部及漏斗部，而斑秃在毛球部）；②毛囊周围纤维化伴苔藓样炎症浸润（图 14.14A、B）；③毛囊瘢痕形成（纤维束），向上延伸至皮面，对应毛发镜下的白色区域（图 14.14C、D），此特征也解释了毛发在不同方向上的再生，因为现有的毛囊为了躲避纤维束，需要重新定位其生长方向。

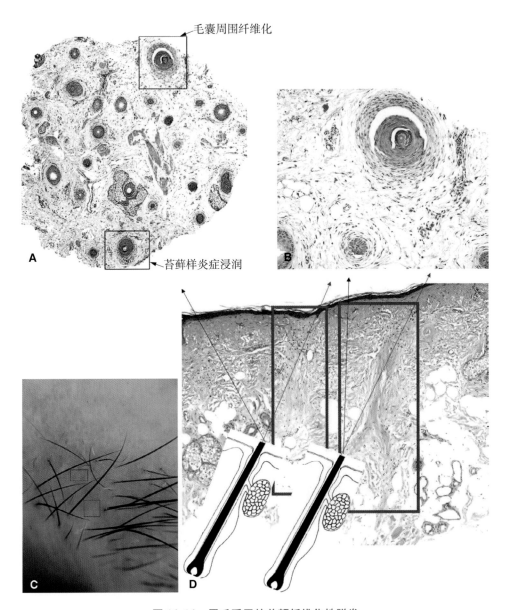

图 14.14 眉毛受累的前额纤维化性脱发

A、B. 前额纤维化性脱发患者的眉毛受累,表现为单个毛囊伴毛囊周围纤维化及苔藓样炎症浸润,需注意的是毛囊未形成毛囊单位;C、D. 前额纤维化性脱发患者的眉毛受累,显示纤维束向上延伸至皮面(替代了活性毛囊),瘢痕组织的插入,可能是毛发向不同方向生长的原因。

(6)取自前额纤维化性脱发患者的色素性扁平苔藓标本,可显示毛囊模式(图 14.9)。这种毳毛毛囊受累较奇特,它可以解释前额纤维化性脱发与色素性毛发扁平苔藓的联系。色素性扁平苔藓的鉴别诊断包括邻苯二胺(paraphenylenediamine,PPD)、精油或香水引起的色素性接触性皮炎(图 14.15)。

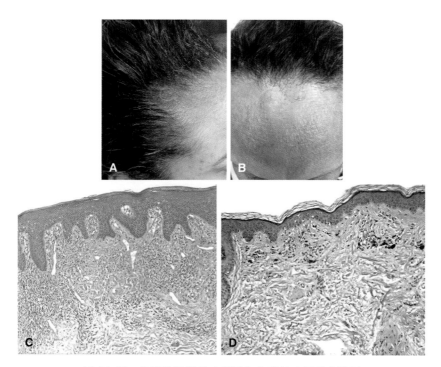

图 14.15 色素性接触性皮炎需与色素性扁平苔藓鉴别

A. 色素性接触性皮炎；B. 色素性扁平苔藓；C. 色素性接触性皮炎有棘层肥厚、角化不全，无或轻微的海绵水肿，真皮内片状苔藓样浸润伴噬色素细胞；D. 色素性扁平苔藓在血管周围和（或）附属器周围有轻度界面皮炎伴噬色素细胞。

（7）纤维性丘疹：基于少量活检标本所收集到的数据，目前支持两种假说：①这是一种累及毳毛毛囊的苔藓样毛囊炎（16 个活检标本）；②皮脂腺增生，没有毳毛受累（13 个活检标本）。在笔者看来，两者都可能是正确的，因为病理生理学上可能是一个连续的过程，从毛囊周围炎症开始，进一步破坏毳毛毛囊和毛囊单位周围的弹力组织（正如 Pirmez 等发表的）。残留的皮脂腺在缺乏弹力组织的皮肤中更容易凸显出来（图 14.16）。

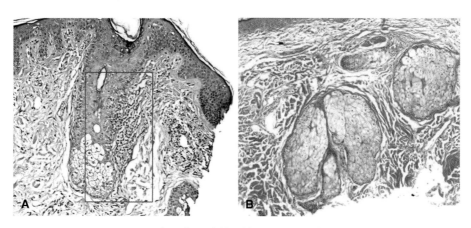

图 14.16 两例面部丘疹的活检揭示这是一个连续的过程

A. 先是炎症性毛囊模式；B. 接着是毛囊缺失，仅残留皮脂腺。

比较 60 例前额纤维化性脱发活检标本与 60 例雄激素性脱发活检标本,提示一些其他的新发现,包括以下有统计学差异的结果(图 14.17):

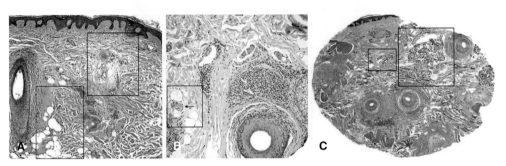

图 14.17　前额纤维化性脱发活检标本的其他发现

脂肪浸润见于真皮峡部水平(A)和立毛肌内(B),汗腺移位至峡部水平(C)。

70%(与对照组 23%相比)存在峡部水平脂肪组织浸润,呈簇状或小叶状。

55%(与对照组 15%相比)的立毛肌内脂肪浸润。

43%(与对照组 1.7%相比)的汗腺螺旋导管位于真皮层网状层。

14.3　本章要点

(1) 前额纤维化性脱发可与斑秃共存于同一患者甚至同一病理标本中(笔者观察到 2 例患者)(图 14.18)。

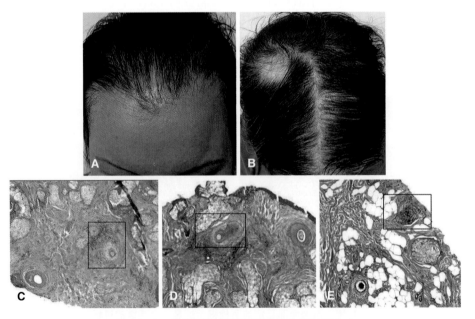

图 14.18　前额纤维化性脱发可与斑秃同时存在

　　A、B.患者同时罹患前额纤维化性脱发与斑秃;C、D.前额发际线处活检显示有淋巴细胞性瘢痕性脱发;E.同时显示有斑秃的"蜂拥状"浸润。

（2）从未治疗的前额纤维化性脱发患者脱发带的活检显示表皮和真皮萎缩（Saceda-Corralo 等）。

14.4 拓展阅读

［1］ Anzai A, Pirmez R, Vincenzi C, Fabbrocini G, Romiti R, Tosti A. Trichoscopic findings of frontal fibrosing alopecia on the eyebrows: study of 151 cases. J Am Acad Dermatol. 2019 Dec 16.

［2］ Cervantes J, Miteva M. Distinct trichoscopic features of the sideburns in frontal fibrosing alopecia compared to the frontotemporal scalp. Skin Appendage Disord. 2018 Jan;4(1):50 - 54.

［3］ Chew AL, Bashir SJ, Wain EM, Fenton DA, Stefanato CM. Expanding the spectrum of frontal fibrosing alopecia: a unifying concept. J Am Acad Dermatol. 2010 Oct;63(4):653 - 660.

［4］ Donati A, Molina L, Doche I, Valente NS, Romiti R. Facial papules in frontal fibrosing alopecia: evidence of vellus follicle involvement. Arch Dermatol. 2011 Dec;147(12):1424 - 1427.

［5］ Mervis JS, Borda LJ, Miteva M. Facial and extrafacial lesions in an ethnically diverse series of 91 patients with frontal fibrosing alopecia followed at a single center. Dermatology. 2019 235(2):112 - 119.

［6］ Miteva M, Castillo D, Sabiq S. Adipose infiltration of the dermis, involving the arrector pili muscle, and dermal displacement of eccrine sweat coils: new histologic observations in frontal fibrosing alopecia. Am J Dermatopathol. 2019 Jul;41(7):492 - 497.

［7］ Miteva M, Sabiq S. A new histologic pattern in 6 biopsies from early frontal fibrosing alopecia. Am J Dermatopathol. 2019 Feb;41(2):118 - 121.

［8］ Miteva M. Frontal fibrosing alopecia involving the limbs shows inflammatory pattern on histology: a review of 13 cases. Am J Dermatopathol. 2019 Aug 6.

［9］ Moreno-Arrones OM, Saceda-Corralo D, Fonda-Pascual P, Rodrigues-Barata AR, Buendia-Castano D, Alegre-Sanchez A, et al. Frontal fibrosing alopecia: clinical and prognostic classification. J Eur Acad Dermatol Venereol. 2017 Oct;31(10):1739 - 1745.

［10］ Pedrosa AF, Duarte AF, Haneke E, Correia O. Yellow facial papules associated with frontal fibrosing alopecia: A distinct histologic pattern and response to isotretinoin. J Am Acad Dermatol. 2017 Oct;77(4):764 - 766.

［11］ Pirmez R, Barreto T, Duque-Estrada B, Quintella DC, Cuzzi T. Facial papules in frontal fibrosing alopecia: beyond vellus hair follicle involvement. Skin Appendage Disord. 2018 Aug;4(3):145 - 149.

［12］ Rossi A, Grassi S, Fortuna MC, Garelli V, Pranteda G, Caro G, et al. Unusual patterns of presentation of frontal fibrosing alopecia: a clinical and trichoscopic analysis of 98 patients. J Am Acad Dermatol. 2017 Jul;77(1):172 - 174.

［13］ Saceda-Corralo D, Desai K, Pindado-Ortega C, Moreno-Arrones OM, Vañó-Galván S, Miteva M. Histological evidence for epidermal and dermal atrophy of the alopecic band in treatment-naïve patients with frontal fibrosing alopecia. J Eur Acad Dermatol Venereol. 2021 Jan;35(1):e47 - e49.

（张美 译）

15

模式化分布的纤维化性脱发

15.1 概述

模式化分布的纤维化性脱发(fibrosing alopecia in a pattern distribution，FAPD)最早由Zinkernagel 医生和 Trüeb 医生报道，被认为是毛发扁平苔藓(LPP)的一种特殊形式，伴有毛囊微小化。目前尚不清楚，受累毛囊为什么会引起免疫性苔藓样炎症并启动凋亡介导的过程。

(1) 模式化分布的纤维化性脱发是毛发扁平苔藓的一种弥漫型，发生在典型的男性型或女性型脱发区域内，但常见受累区域的些许不对称分布(Maria Fernanda Gavazzoni 医生提供)(图 15.1)。

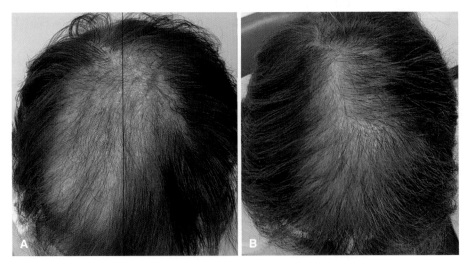

图 15.1 一例模式化分布的纤维化性脱发女性患者

A. 治疗前，注意受累区域的不对称外观(黑线表示中线)；B. 外用米诺地尔、氯倍他索和口服螺内酯治疗后。

(2) 虽然最早的病例系列中女性发病占优势(15 位女性和 4 位男性)，但笔者的 26 例多中心回顾性研究却显示男性占优势(17 位男性和 9 位女性)。一种可能的解释是男性患者通常对秃顶司空见惯，因此这部分人群很可能被错过，除非怀疑并取活检。

（3）模式化分布的纤维化性脱发可伴发前额纤维性化性脱发，分别有眉毛脱落、四肢体毛脱落、面部和面部以外部位的红点征。

（4）临床检查可能会漏诊，但仔细观察会发现模式化分布区域内的"粉红色鸡皮疙瘩"，尤其出现在散在边界不清的无毛区域时，需考虑模式化分布的纤维化性脱发（图15.2）。

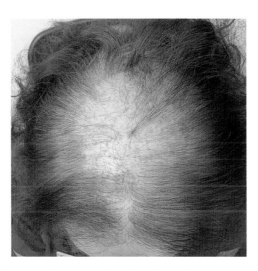

图15.2 另一位模式化分布的纤维化性脱发患者，注意体检时可见粉红色"鸡皮疙瘩"

（5）毛发镜检查和组织学检查是诊断的关键。毛发镜下可见：①毛周管型、毛囊间鳞屑和红斑（图15.3、图15.4）；②在此稀疏区域，可见单根毛发或小簇毛发（2～4根毛发）从同一毛囊开口萌出，通常被轻微的毛周管型包绕（图15.4）。这些特征对应复合毛囊伴毛囊周围纤维化和苔藓样炎症。

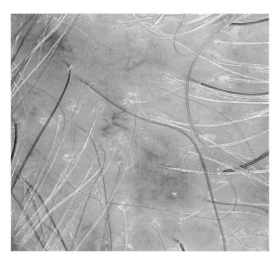

图15.3 干性毛发镜

干性毛发镜下显示毛囊开口消失、毛干直径不一和毛周管型（×50）。

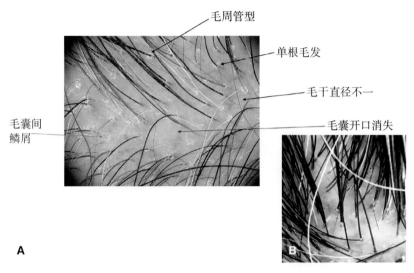

图 15.4　毛发镜

A. 毛干直径不一和毛周管型（×50）；B. 小簇毛发被毛周管型包绕（蓝色箭头，×10）。

15.2　主要病理特征

（1）毛囊微小化（终毛/毳毛比例＜2.2∶1）（图 15.5）。

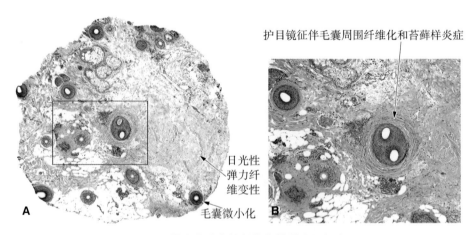

图 15.5　模式化分布的纤维化性脱发组织病理

A、B. 毛囊密度明显降低，部分区域毛囊缺失，毛囊微小化，复合毛囊结构伴毛囊周围纤维化和苔藓样炎症；真皮内日光性弹力纤维变性。

（2）毛囊周围纤维化和苔藓样炎症，在毛囊上部水平累及单根终毛毛囊、毳毛毛囊和（或）复合毛囊结构（类似"眼睛"和"护目镜"）（图 15.6、图 15.7）。

（3）病理特征通常比经典的毛发扁平苔藓表现更轻。

（4）日光性弹力纤维变性在模式化分布的纤维化性脱发活检中普遍存在，因为弥漫的头发稀疏易导致光化性损伤（图 15.6）。

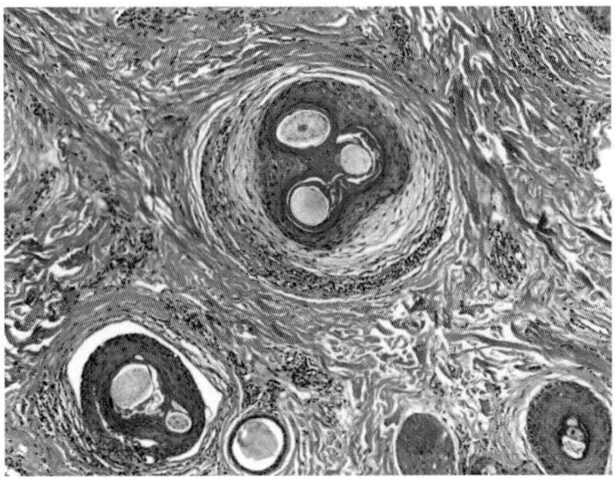

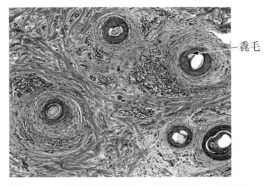

图 15.6　峡部水平复合毛囊周围可见毛囊
　　　　周围纤维化和苔藓样炎症

图 15.7　毛囊周围纤维化和苔藓样炎症,累及影响
　　　　单个毛囊或复合毛囊,包括毳毛毛囊

毳毛

15.3　本章要点

（1）对于前额纤维化性脱发患者,要经常检查头皮顶部,以排除模式化分布的纤维化性脱发;如果无法确定,则行毛发镜引导下的组织活检。

（2）区分模式化分布的纤维化性脱发与伴毛囊周围纤维增生和炎症的雄激素性脱发（"复杂性雄激素性脱发"）有时是不可行的,这应在病理报告中加以备注。一般而言,模式化分布的纤维化性脱发有洋葱皮样淡染/黏液性纤维化区,毛囊上皮变薄以及苔藓样炎症,而在雄激素性脱发中则是海绵水肿伴淋巴细胞浸润（见第7章）。

15.4　拓展阅读

［1］Baquerizo Nole KL, Nusbaum B, Pinto GM, Miteva M. Lichen Planopilaris in the androgenetic alopecia area: a pitfall for hair transplantation. Skin Appendage Disord. 2015 Mar;1(1):49 - 53.

［2］Zinkernagel MS, Trüeb RM. Fibrosing alopecia in a pattern distribution: patterned lichen planopilaris or androgenetic alopecia with a lichenoid tissue reaction pattern? Arch Dermatol. 2000;136:205 - 211.

（胡瑞铭　盛友渔 译）

头皮红斑狼疮

系统性红斑狼疮（systemic lupus erythematosus，SLE）患者最常见的脱发类型是类似于休止期脱发的弥漫性非瘢痕性脱发（见第10章）。结缔组织病与高水平的促炎细胞因子有关，后者会对毛发生长周期产生负面影响，导致"炎症性脱发"。本章仅讨论红斑狼疮相关脱发的具体表现。

16.1 盘状红斑狼疮

16.1.1 概述

盘状红斑狼疮（discoid lupus erythematosus，DLE）是皮肤红斑狼疮最常见的类型，30%~50%的患者头皮受累。通常表现为境界清楚的红斑、鳞屑性斑块，伴有脱发、萎缩、色素沉着、色素减退和毛囊角栓（图16.1、图16.2）。疾病早期的脱发是非瘢痕性的，有一些病例甚至可见毛发显著再生，但60%的盘状红斑狼疮最终会导致瘢痕性脱发。以下标准有助于鉴别DLE：①红色至紫罗兰色斑；②萎缩性瘢痕和色素沉着；③毛囊角化过度或毛囊角栓；④瘢痕性脱发。这些特点包括毛细血管扩张，在脱发斑片的中央更为突出，而毛发扁平苔藓和其他瘢痕性脱发则在脱发区域的外周比较明显（图16.3）。

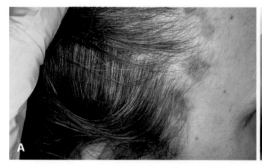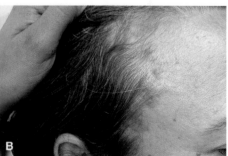

图16.1　盘状红斑狼疮累及发际线，类似脂溢性皮炎

A. 治疗前；B. 治疗后。

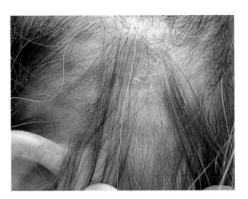

图 16.2　另一例盘状红斑狼疮患者的红色鳞屑性斑块

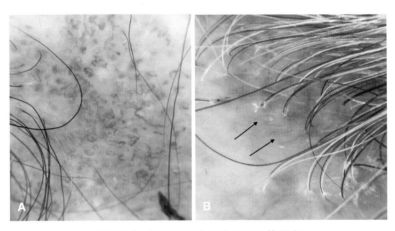

图 16.3　盘状红斑狼疮的毛细血管扩张

A. 盘状红斑狼疮脱发性斑片的中央可见巨大的粗树枝状血管,对应于病理上明显扩张的毛细血管(见图 16.6);B. 在毛发扁平苔藓中,脱发斑片的边缘可见线性血管。

　　早期病例可能仅表现为色素沉着的轻微皮损,无萎缩和脱发。笔者报道的两例病例类似色素病变的色素沉着斑,在 5 年随访中没有出现脱发(图 16.4)。有文献报道,在罹患泛发性

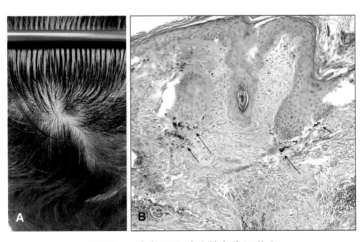

图 16.4　盘状红斑狼疮的色素沉着斑

A. 经活检证实的盘状红斑狼疮,表现为棕色斑片;B. 组织学上有明显的色素失禁。

盘状红斑狼疮的狗的腹部出现类似大的多环形色素沉着斑和鳞屑性斑块,对应于病理中明显的色素失禁。

线状表现的病例,需要与线状毛发扁平苔藓(LPP)和线状硬斑病相鉴别(图16.5)。

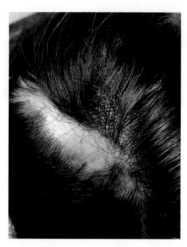

图16.5　线状盘状红斑狼疮,模拟线状硬斑病

毛发镜检查显示毛囊性红点(图16.6),被认为是DLE特有的,带有树枝状血管的不规则大黄点(黄点上的红蜘蛛,图16.6)、巨大的血管(图16.3)、蓝灰色点(见第13章),以及毛囊间鳞屑和毛囊角栓(图16.6)。在深色皮肤中,可见蓝白色面纱样特征,这对应于表皮过度角化和真皮-表皮交界处明显的色素失禁。出现上述特征的区域都适合头皮活检取材,尤其是角栓处。

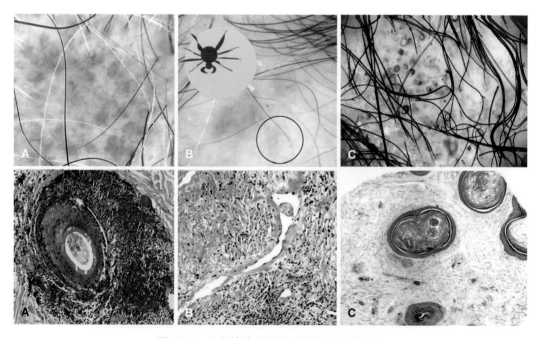

图16.6　毛发镜检查及其对应的组织学改变

A.毛囊红点征(×10);B.不规则的大黄点征伴树枝状血管(×10);C.角栓(×20)。

16.1.2 主要病理特征

（1）水平和垂直切片均有助于诊断。

（2）垂直切片上，经典表现包括真表皮交界处界面皮炎（空泡变性）、基底膜增厚、附属器周围淋巴样细胞浸润，以及真皮和皮下组织黏蛋白沉积呈弥漫模式（而毛发扁平苔藓则呈毛囊周围模式）。表皮萎缩或萎缩与增生交替（图16.7）。

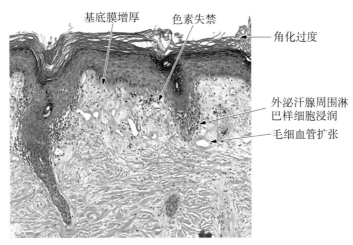

图 16.7　盘状红斑狼疮的垂直切片

（3）水平切片上，主要特征包括界面皮炎、毛囊上皮基底膜增厚、色素失禁和皮脂腺缺失（图 16.8）。

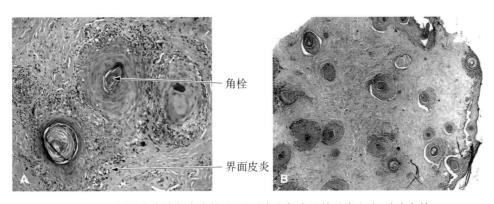

图 16.8　界面皮炎伴色素失禁，累及毛囊上部水平的毛囊上皮，注意角栓

（4）毛囊漏斗部角栓（图 16.6）。

（5）淋巴细胞浸润沿毛囊上皮和外分泌腺延伸，在早期病例中呈血管周围模式，红细胞漏出（对应于毛囊红点征）（图 16.9）。

（6）皮下组织内出现由淋巴细胞和浆细胞样细胞组成的淋巴滤泡（生发中心样聚集）（图 16.9）。

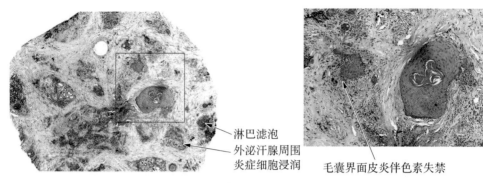

淋巴滤泡
外泌汗腺周围炎症细胞浸润

毛囊界面皮炎伴色素失禁

图 16.9　另一例盘状红斑狼疮的水平切片

（7）水平切片上有两种病理模式：①斑秃样型，毛囊上皮基底样细胞聚集，深部毛囊周围炎症、色素管型和退行期/休止期计数增加；②毛发扁平苔藓样型，毛囊周围板层状纤维化、毛囊峡部和漏斗部水平毛囊周围中度淋巴细胞浸润（图 16.10）。笔者认为斑秃样模式在早期DLE 活检中更常见。

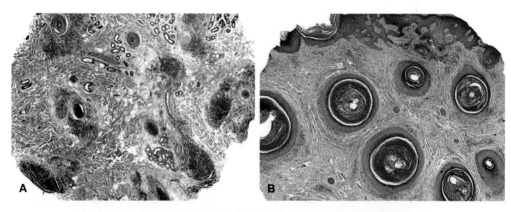

图 16.10　盘状红斑狼疮的斑秃样模式（A）和毛发扁平苔藓样模式（B）

16.2　深部红斑狼疮（狼疮性脂膜炎）

16.2.1　概述

深部红斑狼疮（lupus profundus，LPr）/狼疮性脂膜炎（lupus panniculitis）是一种罕见的皮肤红斑狼疮，主要累及深层真皮和脂肪组织，表现为小叶性脂膜炎，伴有淋巴细胞浸润和透明脂肪坏死。在头皮上，深部红斑狼疮最常表现为沿 Blaschko 线的线性瘢痕性脱发，但也可能出现环状、斑状（图 16.11）和溃疡性病变。

毛发镜没有 DLE 中的真表皮交界处受累和角栓，可能会出现弥漫性红斑，皮肤呈紫罗兰色，大黄点和巨大血管（图 16.11）。

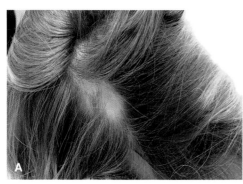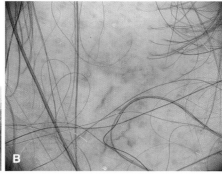

图 16.11 深部红斑狼疮

A.深部红斑狼疮表现模仿斑秃的脱发斑片;B.毛发镜检查有不规则的黄点征和巨大的血管,注意没有角栓(×40)。

头皮线状和环状狼疮性脂膜炎(linear and annular lupus panniculitis of the scalp, LALPS)是 LPr 的一个亚型,导致头皮沿 Blaschko 线分布的非瘢痕性脱发,见于东亚年轻男性。它表现为环状或形状怪异的脱发斑片,伴或不伴红斑。与经典深部红斑狼疮相比,这种形式的脱发具有可逆的临床过程,与系统性红斑狼疮的关联较少。

16.2.2 主要病理特征

(1)小叶内环绕脂肪细胞淋巴细胞和浆细胞浸润(也可见于脂肪间隔和真皮内),可见核尘。

(2)淋巴滤泡。

(3)脂肪细胞透明化。

(4)皮下组织内黏蛋白沉积。

(5)亦可能见到界面皮炎、附属器周围炎症浸润和真皮内黏蛋白沉积(图 16.12、图 16.13)。

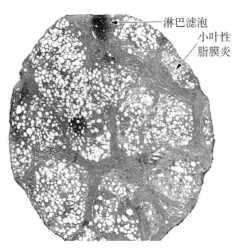

淋巴滤泡
小叶性
脂膜炎

图 16.12 头皮深部红斑狼疮的水平切片

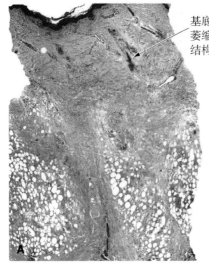

基底细胞样
萎缩性毛囊
结构

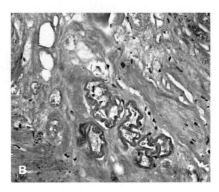

图 16.13　头皮深部红斑狼疮的垂直切片

A、B. 头皮深部红斑狼疮的垂直切片;B. 高倍镜下可见脂肪组织透明坏死。

16.3　系统性红斑狼疮的非瘢痕性脱发

　　系统性红斑狼疮的非瘢痕性脱发通常表明狼疮活动,可以表现为轻度或严重的弥漫性脱发(大多数病例)或局灶脱发斑片(图 16.14)。事实上,非瘢痕性脱发是美国风湿病学会新提出的系统性红斑狼疮分类标准之一。斑片状亚型以前被误诊为斑秃,但现在认为是仅限于系统性红斑狼疮患者的一种特殊形式的脱发。这种类型的脱发可能与局部血管炎有关,并且有可能通过免疫调节治疗完全再生。它通常表现为头发密度降低(而非头发完全脱发)和脱发区

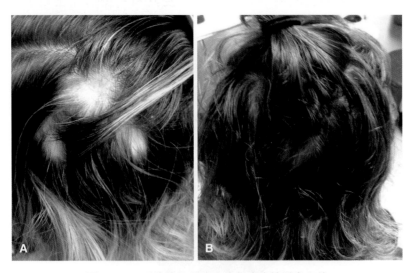

图 16.14　系统性红斑狼疮的非瘢痕性脱发斑片

A. 治疗前;B. 治疗后。

域内红斑。系统性红斑狼疮的非瘢痕性脱发与系统性红斑狼疮疾病活动指数（SLE Disease Activity Index 2000 score，SLEDAI-2000 评分）高和蛋白尿（超过 1 g/d）相关。

与斑秃相比，毛发镜下无黑点和断发，可见树枝状血管和细小的色素减退性毛发。

据笔者的经验，系统性红斑狼疮的非瘢痕性脱发有明显的界面皮炎伴真皮内黏蛋白沉积，附属器周围炎症细胞浸润伴生发中心样淋巴滤泡形成是其主要表现。没有毛囊角栓形成。表皮萎缩，保留有皮脂腺（与 DLE 相比）。Chanprapaph 等人的研究表明，在 32 例活检标本中，87.5％出现真表皮交界处界面改变，40.6％沿毛囊上皮发生空泡变性，有趣的是，没有 1 例发现基底膜增厚。水平切片显示毛囊密度降低（平均降低 17.6％）和退行期/休止期毛囊比例增加（平均增加 16.7％）。

16.4　本章要点

（1）DLE 黏蛋白沉积的模式为弥漫型、浅层型和深层型，而毛发扁平苔藓为毛囊中心型，毛囊周围黏液样纤维化。

（2）与斑秃相比，DLE 的斑秃样亚型没有毛球周围炎症浸润。

（3）在病变处皮肤的狼疮带试验中，超过 80％的 DLE 标本显示真表皮交界处免疫球蛋白和补体的颗粒状沉积。

（4）系统性红斑狼疮患者的任意头皮活检中都可观察到脂肪组织的透明变性。

（5）CD123 阳性的浆细胞样树突细胞（plasmocytoid dendritic cell，PDC）浸润，在 DLE 中呈血管周围、小汗腺周围和毛囊周围簇状排列，而在毛发扁平苔藓或中央离心性瘢痕性脱发中呈间质内单个细胞排列。

（6）DLE 可伴发前额纤维化性脱发。

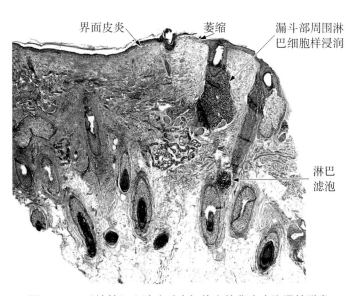

界面皮炎　萎缩　漏斗部周围淋巴细胞样浸润

淋巴滤泡

图 16.15　系统性红斑狼疮垂直切片上的非瘢痕弥漫性脱发

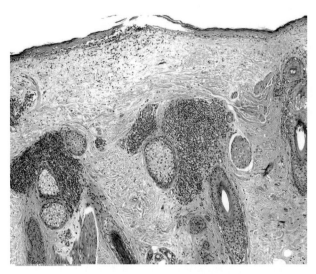

图 16.16　系统性红斑狼疮的非瘢痕性弥漫性脱发，显示明显的界面皮炎、血管周围和附属器周围致密的淋巴细胞浸润，注意皮脂腺仍保留

16.5　拓展阅读

［1］Chanprapaph K, Udompanich S, Visessiri Y, Ngamjanyaporn P, Suchonwanit P. Nonscarring alopecia in systemic lupus erythematosus: a cross-sectional study with trichoscopic, histopathologic, and immunopathologic analyses. J Am Acad Dermatol. 2019 Dec;81(6):1319 - 1329.

［2］Concha JSS, Werth VP. Alopecias in lupus erythematosus. Lupus Sci Med. 2018 Oct 25;5(1):e000291. doi:10.1136/lupus-2018-000291

［3］Elman SA, Joyce C, Nyberg F, et al. Development of classification criteria for discoid lupus erythematosus: results of a delphi exercise. J Am Acad Dermatol 2017;77:261 - 267.

［4］Fening K, Parekh V, McKay K. CD123 immunohistochemistry for plasmacytoid dendritic cells is useful in the diagnosis of scarring alopecia. J Cutan Pathol. 2016 Aug;43(8):643 - 648.

［5］Lueangarun S, Subpayasarn U, Tempark T. Distinctive lupus panniculitis of scalp with linear alopecia along Blaschko's lines: a review of the literature. Int J Dermatol. 2019 Feb;58(2):144 - 150.

［6］Olivry T, Linder KE, Banovic F. Cutaneous lupus erythematosus in dogs: a comprehensive review. BMC Vet Res. 2018 Apr 18;14(1):132.

［7］Trüeb RM. Involvement of scalp and nails in lupus erythematosus. Lupus. 2010 Aug;19(9):1078 - 1086.

［8］Udompanich S, Chanprapaph K, Suchonwanit P. Linear and annular lupus panniculitis of the scalp: case report with emphasis on trichoscopic findings and review of the literature. Case Rep Dermatol. 2019 Jun 6;11(2):157 - 165.

（齐思思　盛友渔　译）

17

牵 拉 性 脱 发

17.1　基本概念

牵拉性脱发(traction alopecia,TA)是采用高张力的发型所导致的脱发。牵拉的程度和持续时间增加了不可逆牵拉性脱发的风险。

(1) 最常见于非洲裔美国女性(30%)。

(2) 频繁扎紧发髻或马尾辫、编发或接发,以及很紧的辫子(如玉米辫和脏辫)是发生不可逆牵拉性脱发的最高危发型。

(3) 化学试剂拉直头发是另外的危险因素之一。

(4) 患者可主诉头皮触痛、感觉异常和头痛。

(5) 脱发可以发生于任何部位,取决于发型结构及其产生的巨大牵拉力,最常见于额部和颞部头皮,顶部和枕部头皮较少见。

(6) 临床表现可以是边缘性牵拉性脱发(沿额颞头皮边缘和太阳穴的条带状脱发,遗留毳毛毛发的镶边,标记先前存在的发际线,称为"边缘征")(图 17.1)和非边缘性牵拉性脱发:在整个头皮具有张力性发型(如脏辫或玉米辫)的位置出现脱发斑(图 17.2A～C)。

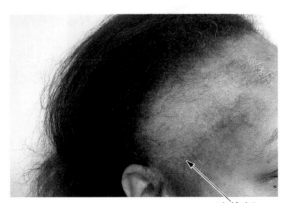

边缘征

图 17.1　边缘性牵拉性脱发显示发际线边缘的毳毛呈带状保留

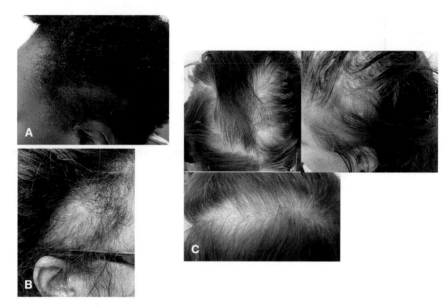

图 17.2 3 例非边缘性牵拉性脱发

在发辫处有一处(A、B)和多处界限不清的脱发斑(C)。

17.2 急性牵拉性脱发

急性牵拉性脱发是可逆的,如果去除作用于毛发上的牵拉力,毛发可在 6 个月内再生。

疾病早期,沿着短时间内遭受过度牵拉的头皮区域,患者出现斑片状非瘢痕性脱发。这些脱发斑片类似斑秃或拔毛癖(图 17.3)。

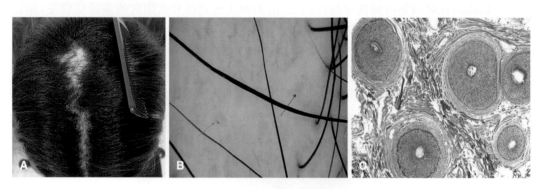

图 17.3 急性牵拉性脱发

A. 在紧密编发的头顶部出现一脱发斑片,患者感受到疼痛,3 天后去除了编发;B. 毛发镜下可见黄点征和一根火焰状断发(×40);C. 组织学上对应毛发软化、色素管型和退行期/休止期转换。

17.3 慢性(晚期)牵拉性脱发

如果创伤性发型持续存在,没有适当的干预,脱发将进展为不可逆的瘢痕性脱发。

　　在毛发镜下可见黑点征和断发。长短不一的断发和毛囊性脓疱通常是急性损伤的线索（图 17.4）。在Ⅰ～Ⅲ型皮肤可见到黄点征，对应空的毛囊开口（图 17.3）。毛发管型（白色或黄色圆筒状物，包绕在受累终毛毛干的近端）是受到持续性牵拉的征象，因此在脱发区的边缘数量是最多的（图 17.4）。它们容易滑动，脱落的内毛根鞘或外毛根鞘。在慢性牵拉性脱发中，毛发管型较少，毛囊开口缺失（毛囊脱失），毳毛数量超过终毛（图 17.5）。

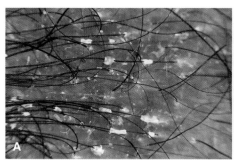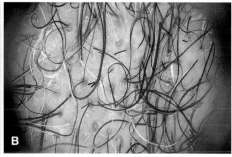

图 17.4　另外两例急性牵拉性脱发

　　A. 一名年轻女性在扎了一个非常紧的马尾辫数日后骤然出现边缘性牵拉性脱发，毛发管型围绕毛干的近端；B. 另一例女性在取下粘贴式假发后，发现前额头皮长短不一的断发（×20）。

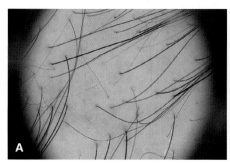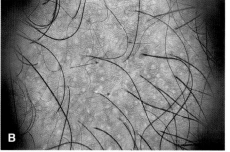

图 17.5　慢性牵拉性脱发

　　A. 来自图 17.2C 患者的毛发镜图像：注意毛囊开口减少和细发数量增加（×20）；B. 来自图 17.2A 患者的毛发镜图像：注意毛囊开口减少（红色箭头）、针尖样白点征（蓝色箭头）和较多细发（×20）。

17.4　主要病理特征

　　（1）急性牵拉性脱发的特点与拔毛癖相似：①头发密度降低，退行期/休止期毛囊计数增加（对应于受损的毛发）（图 17.6），缺乏蜂拥状淋巴细胞浸润是急性牵拉性脱发与斑秃相鉴别的线索；②可见毛发软化（毛干扭曲）和色素管型（参见第 12 章）。

　　（2）慢性牵拉性脱发表现为非炎症性瘢痕性脱发的特点：①毛囊总数减少；②毛囊脱失（纤维束替代整个毛囊单位），在牵拉性脱发中，通常单个毛囊单位内的所有终毛均被拔出（图 17.7、图 17.8）；③皮脂腺保留，毛囊单位仅由皮脂腺组成（图 17.8、图 17.9）；④毳毛毛囊数量超过终毛毛囊（终毛/毳毛比下降）；⑤毛干碎裂（图 17.10）。

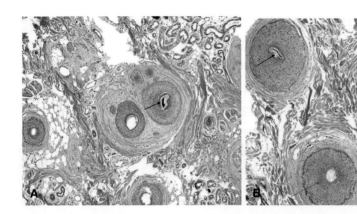

图 17.6　急性牵拉性脱发的病理表现

A. 急性牵拉性脱发（图 17.3 中患者的活检标本）：拉链征（黑色箭头）；B. 退行期毛囊（红色箭头指向外毛根鞘细胞凋亡增加），毛干缺失（由骤然施加的牵拉力所致，蓝色箭头）。

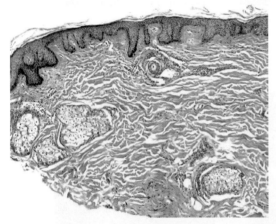

图 17.7　牵拉性脱发（垂直切面）

毛囊脱失（红色箭头）、皮脂腺保留和单个毳毛毛囊。

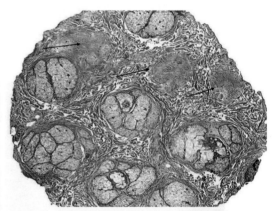

图 17.8　慢性牵拉性脱发

毛囊单位内仅有皮脂腺，毛囊脱失（黑色箭头）。

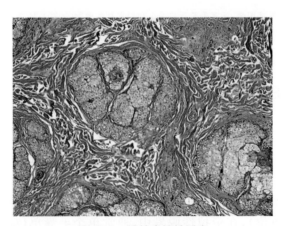

图 17.9　慢性牵拉性脱发

高倍镜下毛囊单位内仅有完整的皮脂腺。

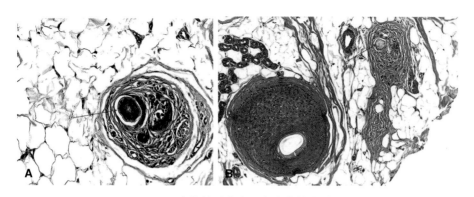

图 17.10 牵拉性脱发中毛囊索内的碎裂毛干

17.5 拓展阅读

［1］ Billero V，Miteva M. Traction alopecia: the root of the problem. Clin CosmetInvestig Dermatol. 2018 Apr 6;11:149 - 159.

［2］ Goldberg LJ. Cicatricial marginal alopecia: is it all traction? Br J Dermatol. 2009 Jan;160(1):62 - 68.

［3］ Miteva M，Tosti A. 'A detective look' at hair biopsies from African American patients. Br Dermatol. 2012 Jun;166(6):1289 - 1294.

［4］ Samrao A，Price VH，Zedek D，Mirmirani P. The "Fringe Sign" — A useful clinical finding in traction alopecia of the marginal hair-line. Dermatol Online J. 2011 Nov 15;17(11):1.

［5］ Tosti A，Miteva M，Torres F，Vincenzi C，Romanelli P. Hair casts are a dermoscopic clue for the diagnosis of traction alopecia. Br J Dermatol. 2010 Dec;163(6):1353 - 1355.

（王轶伦　盛友渔 译）

中央离心性瘢痕性脱发

18.1 基本概念

中央离心性瘢痕性脱发（central centrifugal cicatricial alopecia，CCCA）是美国非洲裔女性中最常见的瘢痕性脱发，临床上以慢性、进行性、中央性头发脱落为特征，从头顶开始脱发，并向周围蔓延，但不累及颞部、额部及枕部（图 18.1）。晚期患者受累头皮光滑发亮（图 18.2）。

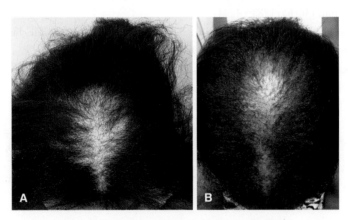

图 18.1 中央离心性瘢痕性脱发的典型表现

A、B. 脱发累及冠状区及顶部且向外蔓延，但颞侧、前额和枕部不受累。

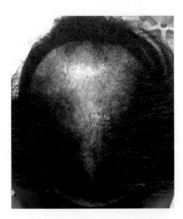

图 18.2 中央离心性瘢痕性脱发

一名晚期患者光滑发亮的头皮。

（1）患者头皮可见轻微的红斑，单个毛囊萌出 2～3 根成组的毛发（多毛症），可无症状，或有疼痛、瘙痒和灼热感。

（2）头顶部毛发断裂被报道可能是 CCCA 的早期临床表现，后者经病理学得以证实（图 18.3）。

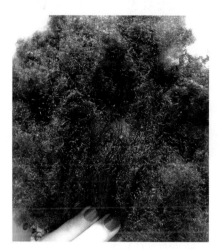

图 18.3　该年轻患者没有明显的脱发斑，但抱怨头皮中央头发断裂，后经病理诊断为中央离心性瘢痕性脱发

（3）早期病例很难与雄激素性脱发相鉴别，病理学对诊断非常重要（图 18.1、图 18.4）。

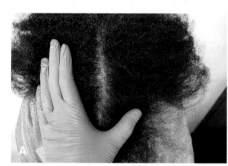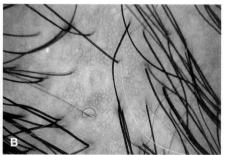

图 18.4　早期中央离心性瘢痕性脱发与雄激素性脱发鉴别困难

A. 该雄激素性脱发患者临床上与中央离心性瘢痕性脱发表现相似；B. 毛发镜检查显示不规则色素网络和毛干粗细不一，提示雄激素性脱发（×40）。然而，这类患者仍需要组织活检来确定诊断。

（4）CCCA 可表现为枕部和顶部头皮片状相互连接的脱发斑，呈迷宫样外观（图 18.5）。

（5）小样本研究表明，CCCA 可以是常染色体显性遗传，具有部分外显率，而发型和性别对此有很强的修饰作用。

（6）在 CCCA 患者中检测到部分基因上调，有涉及纤维增生性疾病的基因［如血小板衍生生长因子基因（platelet-derived growth factor gene，*PDGF*）、Ⅰ型胶原蛋白基因（collagen Ⅰ gene，*COL Ⅰ*）、Ⅲ型胶原蛋白基因（collagen Ⅲ gene，*COL Ⅲ*）、基质金属蛋白酶 1 基因（matrix metallopeptidase 1 gene，*MMP1*）、基质金属蛋白酶 2 基因（*MMP2*）、基质金属蛋白酶 7 基因（*MMP7*）和基质金属蛋白酶 9 基因（*MMP9*）］。

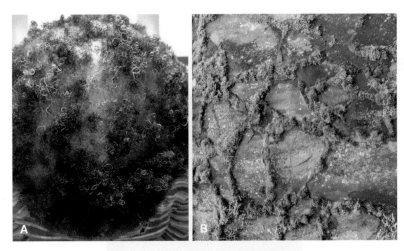

图 18.5　斑片状中央离心性瘢痕性脱发

A. 斑片状中央离心性瘢痕性脱发在残留的毛发岛中呈现无毛区域的图案；B. 类似于在石头上迷宫般生长的苔藓。这种类型也可累及顶部和枕部的头皮。

（7）根据一项外显子组测序研究，CCCA 患者中 *PADI3* 突变概率高于对照队列的非洲裔女性。

（8）CCCA 也可见于青少年儿童，为遗传易感性可能在发病机制中起重要作用这一概念增添了分量。

（9）最常见的毛发镜表现如下：①毛周灰/白色晕，这是 CCCA 特异性和敏感性的毛发镜征象（图 18.6，亦见于第 5 章）；②不规则蜂窝状色素网，代表着色素沉着的表皮突和色素减退的真皮乳头（图 18.6）；③不规则分布的针尖样白点征（图 18.7）；④毛干粗细不一，在组织学上对应终毛/毳毛比降低（图 18.7）；⑤白色斑片代表毛囊脱失（图 18.8）。较少见的表现有毛囊周围和毛囊间鳞屑，它们不应被误认为是毛周管型，后者是围绕在毛干近端、紧密附着的管状结构，另有黑点征或断发。值得注意的是，CCCA 无毛周管型的表现（图 18.9）。

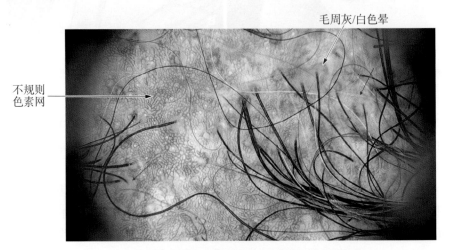

毛周灰/白色晕

不规则
色素网

图 18.6　中央离心性瘢痕性脱发在毛发镜下的典型特征

毛囊开口消失、不规则的色素网以及毛周灰/白色晕。

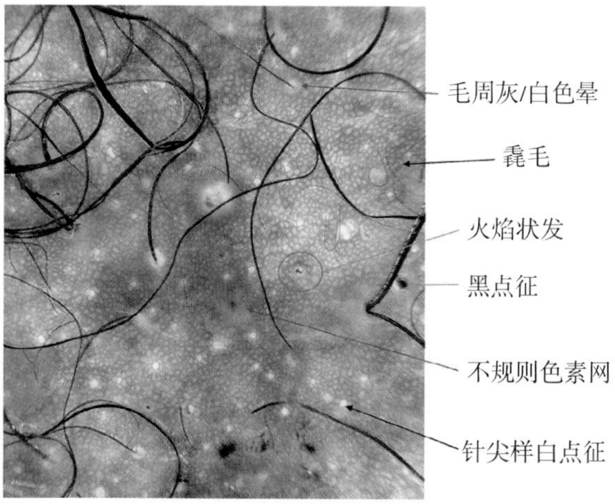

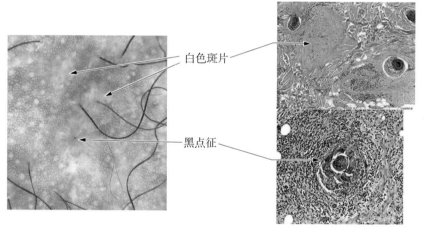

毛周灰/白色晕

毳毛

火焰状发

黑点征

不规则色素网

针尖样白点征

图 18.7 中央离心性瘢痕性脱发可见不规则分布的针尖样白点征、不规则色素网络、毛周灰/白色晕、黑点征和断发（火焰状发），注意也有毛干粗细不一（×20）

白色斑片

黑点征

图 18.8 中央离心性瘢痕性脱发中的白色斑片对应于组织学上毛囊脱失区域，黑点征对应被破坏的毛囊（×20）

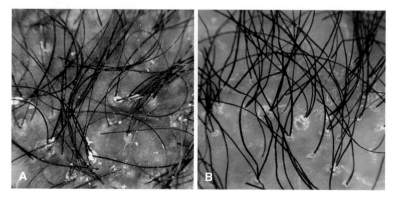

图 18.9 中央离心性瘢痕性脱发与毛发扁平苔藓的区别

A. 中央离心性瘢痕性脱发患者毛囊周围和毛囊之间的鳞屑；B. 毛发扁平苔藓患者的毛周管型。

18.2　主要病理特征

（1）水平切片是诊断的最佳选择，因为它可以评估毛囊结构和识别局灶性病变。毛囊结构改变可有毛囊密度降低，最终毛囊单位消失（毛囊脱失）（图 18.10）。

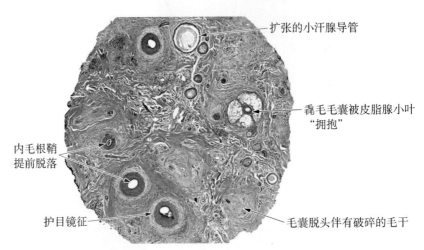

扩张的小汗腺导管

毳毛毛囊被皮脂腺小叶"拥抱"

内毛根鞘提前脱落

护目镜征

毛囊脱头伴有破碎的毛干

图 18.10　在峡部水平的横切面：一例经典的中央离心性瘢痕性脱发

（2）皮脂腺通常减少或消失，也常能观察到局灶残留的皮脂腺小叶"拥抱"毳毛毛囊（图 18.10、图 18.11）。

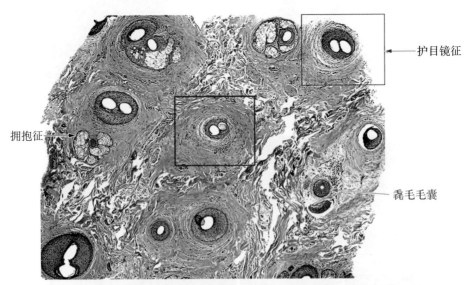

护目镜征

拥抱征

毳毛毛囊

图 18.11　另一例中央离心性瘢痕性脱发的横切面：护目镜征和局部仅残留皮脂腺小叶

（3）在疾病的活动阶段，可以有毛囊的苔藓样炎症，但与毛囊扁平苔藓相比，很少见到有明显的苔藓样浸润和毛囊凋亡；在晚期阶段，洋葱样同心圆状毛囊纤维化是其主要特征

（图 18.10、图 18.11）。

（4）"护目镜样"结构是由邻近毛囊的外毛根鞘相互融合，并被炎症和同心圆样纤维化包绕所致（图 18.12、图 18.13）。

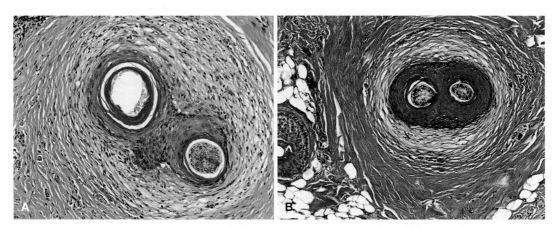

图 18.12　护目镜征（两个毛囊通过外毛根鞘融合相互连接），被同心圆状纤维化围绕，可见内毛根鞘缺失

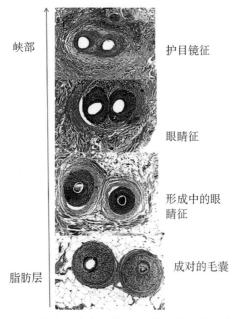

图 18.13　中央离心性瘢痕性脱发：护目镜征从眼睛征形成

（5）内毛根鞘提前脱落。单个或复合性毛囊结构被毛囊周围纤维化围绕，不仅见于受累的毛囊，也可见于未受累的毛囊（图 18.10）。

（6）毛囊管腔内板层状角化过度/角化不全，这可能是对毛囊创伤的一种反应，内毛根鞘提前脱落（图 18.14）。

（7）真皮内或肉芽肿内常可见破碎的毛干（图 18.15）。

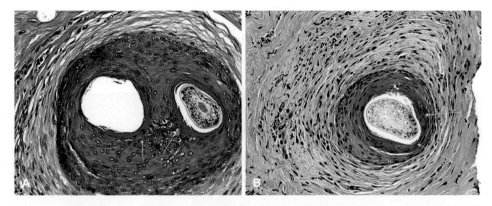

图 18.14　毛囊管内毛根鞘缺失的位置覆以板层状角化不全或角化过度,角化不全可被认为是毛囊创伤的征象,发生在毛囊的几何结构薄弱处

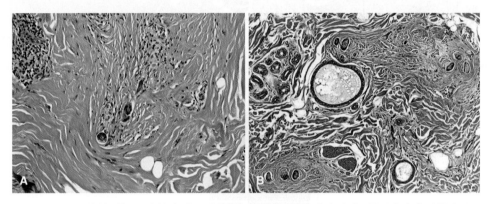

图 18.15　毛囊被破坏形成的碎裂毛干,单独或成簇地分布在真皮内,周围有肉芽肿性炎症

（8）毛囊微小化,终毛/毳毛比降至约 2∶1。

（9）扩张的汗管瘤样小汗腺导管并不少见,但没有特异性,也可见于毛发扁平苔藓（图 18.16）。

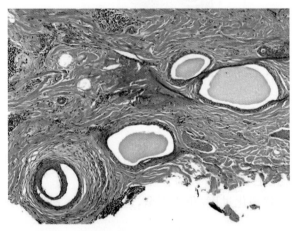

图 18.16　中央离心性瘢痕性脱发有扩张的汗管瘤样小汗腺导管,并无特异性,可见于其他瘢痕性脱发;可见内毛根鞘提前脱落

18.3　本章要点

（1）如果毛发镜检查发现有毛周管型，应将中央离心性瘢痕性脱发的诊断重新考虑为毛发扁平苔藓（LPP）或模式化分布的纤维化性脱发（FAPD）。

（2）真皮上部出现梭形和细长的噬黑素细胞并不少见，其数量从散在的数个到成簇不等，但不应因其形态类似痣细胞而称之为色素痣；缺乏真皮的硬化（图 18.17）（个人观察）。这可能会导致同一头皮上不规则色素网颜色强度的变化。

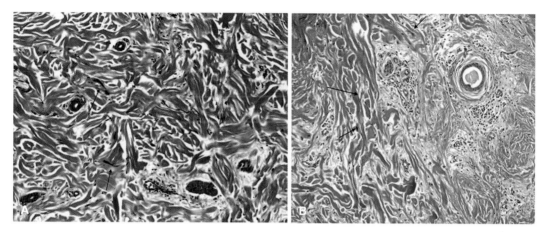

图 18.17　根据笔者经验，至少 1/3 的中央离心性瘢痕性脱发有不同比例的树突状噬黑素细胞，可以极少量，也可以成簇，模拟普通蓝痣的组织学类型

（3）缺乏毛囊凋亡，无或只有轻度的苔藓样浸润，支持诊断中央离心性瘢痕性脱发，而非毛发扁平苔藓。

（4）第 6 章总结了头皮活检水平切片中指向种族的相关组织学线索。

（5）早期阶段的中央离心性瘢痕性脱发表现为头发变细，如果不进行组织活检，可能会被误诊为雄激素性脱发。

18.4　拓展阅读

［1］Aguh C, Dina Y, Talbot CC Jr, Garza L. Fibroproliferative genes are preferentially expressed in central centrifugal cicatricial alopecia. J Am Acad Dermatol. 2018 Nov;79(5):904 – 912.e1.

［2］Eginli AN, Dlova NC, McMichael A. Central centrifugal cicatricial alopecia in children: a case series and review of the literature. Pediatr Dermatol. 2017 Mar;34(2):133 – 137.

［3］Malki L, Sarig O, Romano MT, Méchin MC, Peled A, Pavlovsky M, Warshauer E, Samuelov L, Uwakwe L, Briskin V, Mohamad J, Gat A, Isakov O, Rabinowitz T, Shomron N, Adir N, Simon M, McMichael A, Dlova NC, Betz RC, Sprecher E. Variant PADI3 in central centrifugal cicatricial alopecia. N Engl J Med. 2019 Feb 28;380(9):833 – 41. Miteva M, Tosti A. 'A detective look' at hair biopsies from African American patients. Br J Dermatol. 2012 Jun;166(6):1289 – 1294.

［4］Miteva M, Tosti A. Pathologic diagnosis of central centrifugal cicatricial alopecia on horizontal sections. Am J Dermatopathol. 2014 Nov;36(11):859 - 864; quiz 865 - 867.

[5] Olsen EA, Callender V, Sperling L, et al. Central scalp alopecia photographic scale in African American women. Dermatol Ther 2008;21:264 - 267.

（杨逸枫　叶艳婷 译）

脱发性毛囊炎

19.1 概述

脱发性毛囊炎(folliculitis decalvans，FD)是一种原发性中性粒细胞浸润的瘢痕性脱发，其特征是慢性炎症、簇状发和毛囊破坏，导致不可逆的脱发和头皮永久性瘢痕。

(1) 脱发性毛囊炎临床表现为：①经典型，毛囊性丘疹、脓疱、红斑、角化过度、显著的簇毛发(超过 6 根毛发从同一开口处长出)和黄痂(图 19.1)；②同时存在脱发性毛囊炎和毛发扁平苔藓(LPP)的特征，即脱发性毛囊炎-毛发扁平苔藓表型谱(FDLPPPS)(图 19.2；另见第 13章)。一些学者认为这两种模式是疾病演变的连续过程，病变开始时是急性中性粒细胞性炎症(典型的脱发性毛囊炎)，后来演变为慢性淋巴、浆细胞性炎症，后者常对单一的抗菌药物治疗产生抵抗，需要抗炎/免疫调节治疗(FDLPPPS)。

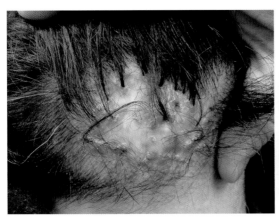

图 19.1 经典型脱发性毛囊炎

枕部头皮红色丘疹，簇状发(多毛症)伴瘢痕性脱发。

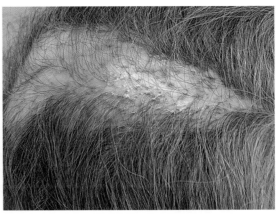

图 19.2 脱发性毛囊炎-毛发扁平苔藓表型谱(FDLPPPS)

头顶部大面积瘢痕性脱发，伴红色丘疹、角化过度、黄色鳞屑性痂和不太明显的簇状发。

(2) 发病机制尚不明确，但研究主要集中在从脱发性毛囊炎皮损中分离到的金黄色葡萄球菌。因此，主要应用抗菌治疗，能缓解临床症状，但常复发。毛囊中菌群失调诱发正常的免疫宿主细胞反应,促使免疫系统反应过度,暴露毛囊新抗原,推动持续和慢性异常的免疫反应。然而,一项研究表明,经典型脱发性毛囊炎患者的金黄色葡萄球菌水平较 FDLPPPS 有显著的统计学差异(LEfSe 分析显示,经典型脱发性毛囊炎的金黄色葡萄球菌水平高于 20%,而 FDLPPPS 中则低于 20%),这对金黄色葡萄球菌在脱发性毛囊炎发病机制中的作用提出了质疑,尤其是在 FDLPPPS 亚型中。

(3)一些作者认为簇状毛囊炎(tufted folliculitis,TF)与脱发性毛囊炎类似,然而簇状毛囊炎是一个形态学术语,用于描述受纤维化诱导聚集的相邻毛囊结构。它是某些瘢痕性脱发的一个特点,包括毛发扁平苔藓、中央离心性瘢痕性脱发和项部瘢痕疙瘩样毛囊炎。在这些疾病中,簇状发累及的区域通常是局灶性的(在脱发性毛囊炎中则更均一),且簇状发通常由 2~4 个毛囊(小簇毛发)组成。

(4)病变位于头顶和枕部头皮,常伴有瘙痒、毛发痛、灼烧感和疼痛等症状,这些症状通常对应组织学上局灶过度的炎症反应。

(5)晚期阶段的脱发性毛囊炎特点是不同程度的瘢痕区域,表面肤色发亮,有不可逆的簇状发,这是一个美学问题。一个奇怪的观察结果是,簇状发中的毛发和其他部位的毛发一样,呈持续性生长(图 19.1),这与原来的观念相矛盾,即簇状发部分是由受累毛囊单位内的休止期毛发滞留所造成的。

(6)毛发镜最常见的特征包括:①簇状毛发(超过 6 根),相对应复合毛囊结构,它由多个毛囊漏斗部通过外毛根鞘连接,周围纤维化(图 19.3);②在萌出毛发的基底部,簇状发被显著的黄色毛周鳞屑所包绕,鳞屑从毛发上"逃离"形成衣领样结构,对应组织病理上的鳞屑性痂和中性粒细胞聚集(图 19.4);③毛囊周围增生的表皮折叠呈星芒状,对应组织病理上的毛囊和毛囊间表皮增生,以及真皮纤维化伴弹性纤维消失(图 19.5),更多见于较大的簇状发;④其他特征,毛囊性脓疱,细长环状和螺旋状血管呈向心性排列在毛囊周围(图 19.6),疾病晚期乳白色和象牙色区域伴毛囊开口消失(对应真皮纤维化)(图 19.7)。

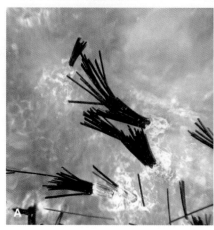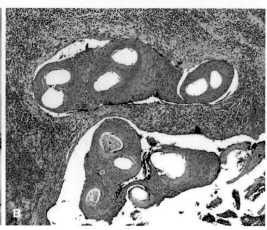

图 19.3　脱发性毛囊炎的簇状发

A. 毛发镜下簇状发(6 根以上)从同一毛囊开口中萌出,周围绕以白色/黄色管状鳞屑(×20);B. 组织学上对应由 6 个或更多毛囊的外毛根鞘融合形成的复合毛囊结构。

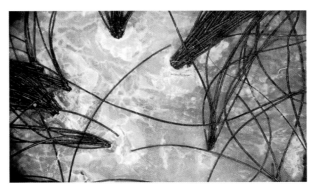

图 19.4　毛囊周围明显的白色/黄色鳞屑,从簇状发中"逃离",形成
衣领样结构,注意毛囊之间的乳白色区域(×50)

图片由 Giselle Martins 医生提供。

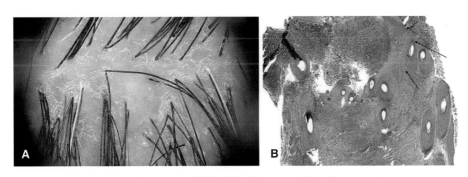

图 19.5　毛囊周围增生的表皮呈星芒状

　A.簇状发(×40)周围的星芒征;B.对应围绕复合毛囊漏斗部的表皮增生(黑色箭头),注意致密的混合性炎症细胞浸润
(对应脓疱和鳞屑性痂)和真皮纤维化(黄色箭头)。

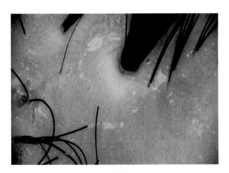

图 19.6　脱发性毛囊炎的毛囊周围呈向心
性分布的细长血管(×60)

图片由 Giselle Martins 医生提供。

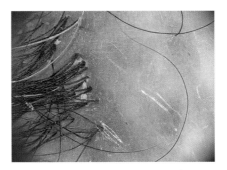

图 19.7　乳白色瘢痕区域,无毛囊开口
(×40)

19.2　主要病理特征

(1)经典型脱发性毛囊炎。

① 在漏斗部水平见复合毛囊结构,由 4、5 或 6 个毛囊的外毛根鞘融合形成(6 组)。笔者

推荐用术语"眼睛征"和"护目镜征"来描述成对的毛囊组合（对应淋巴细胞性瘢痕性脱发中小的簇状发），用"怪物护目镜征"来描述多个毛囊的组合（图 19.3、图 19.8）。

② 毛囊开口处中性粒细胞脓疱（图 19.5）。

③ 皮脂腺消失（图 19.8）。

④ 毛囊周围和毛囊间致密的混合性炎症细胞浸润（中性粒细胞、淋巴细胞、组织细胞和浆细胞），在毛囊上部水平尤其明显（图 19.3、图 19.5、图 19.8）。

⑤ 毛囊周围同心圆样纤维化（图 19.8）。

⑥ 毛干断裂（图 19.9）。

⑦ 毛囊之间的表皮棘层肥厚（垂直切片）（图 19.8）。

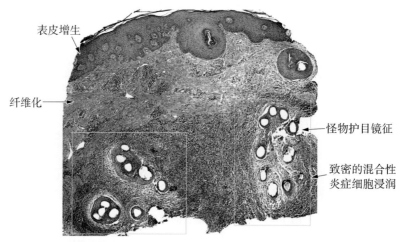

图 19.8 组织学上经典的脱发性毛囊炎，其特点是"怪物护目镜征"（6 个或更多成组的毛囊，通过外毛根鞘融合并聚集在一起），注意外毛根鞘的明显萎缩

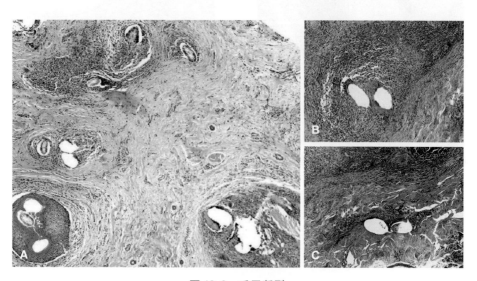

图 19.9 毛干断裂

A. 毛干碎裂伴有肉芽肿性炎症浸润；B、C. 有时毛囊上皮被完全破坏，真皮内仅残留代表毛干位置的空洞（"鬼影护目镜征"）。

（2）脱发性毛囊炎-毛发扁平苔藓表型谱（FDLPPPS）（另见第 13 章）。

① 毛囊上部的峡部和漏斗部水平可见 2～5 个毛囊的复合毛囊结构（如毛囊组），不同于经典型脱发性毛囊炎中常见的 6 个及以上更多的毛囊组群（图 19.10）。

② 毛囊上皮萎缩（正常峡部水平多层的外毛根鞘厚度减少至一层或极少层），毛囊周围纤维化，中等程度密集或致密的淋巴细胞和浆细胞呈苔藓样或间质性浸润（图 19.11）。

③ 有明显的浆细胞，延伸聚集在真皮深层和皮下脂肪组织（图 19.12）。

④ 肉芽肿（破裂的毛干周围肉芽肿性炎症浸润）。

⑤ 没有中性粒细胞。

⑥ 毛囊之间的表皮棘层肥厚（垂直切片）（图 19.10）。

⑦ 毛囊脱失和真皮纤维化（图 19.11）。

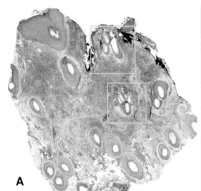
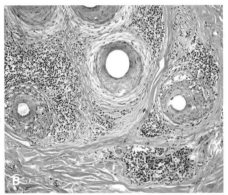

图 19.10 FDLPPPS 的复合毛囊结构

A. 如低倍镜下显示，FDLPPPS 表现为小的毛囊组群（通常为 2～5 个）；B. 炎症浸润以浆细胞为主。

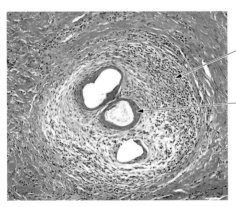

致密的淋巴细胞、组织细胞和浆细胞浸润

外毛根鞘

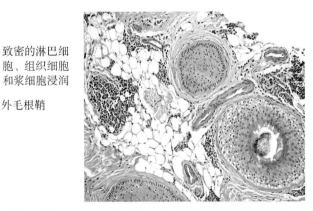

图 19.11 毛囊上皮萎缩伴外毛根鞘几乎完全消失，注意毛囊周围和真皮的纤维化

图 19.12 皮下脂肪组织内浆细胞聚集

19.3 本章要点

（1）毛发镜检查并在毛发镜引导下行头皮活检，以及细菌学培养是主要检查项目。

（2）报告病理特征，包括具体的炎症类型（经典的病例为中性粒细胞，FDLPPPS 为浆细胞）、存在肉芽肿和毛囊间纤维化，对指导治疗非常重要。

19.4 拓展阅读

[1] Annessi G. Tufted folliculitis of the scalp: a distinctive clinicohistological variant of folliculitis decalvans. Br J Dermatol. 1998 May;138(5):799 - 805.

[2] Egger A, Stojadinovic O, Miteva M. Folliculitis decalvans and lichen planopilaris phenotypic spectrum — A series of 7 new cases with focus on histopathology. Am J Dermatopathol. 2020 Mar;42(3):173 - 177.

[3] Moreno-Arrones OM, Campo RD, Saceda-Corralo D, Jimenez-Cauhe J, Ponce-Alonso M, Serrano-Villar S, Jaén P, Paoli J, Vañó-Galván S. Folliculitis decalvans microbiological signature is specific for disease clinical phenotype. J Am Acad Dermatol. 2020 Oct 31:S0190 - 9622(20)32894 - 2.

[4] Rudnicka, L, Oszewska M, Rakowska A, eds. *Atlas of Trichoscopy-Dermoscopy in Hair and Scalp Disease*. 1st ed. London: Springer-Verlag; 2012:319 - 329.

[5] Uchiyama M, Harada K, Tobita R, Irisawa R, Tsuboi R. Histopathologic and dermoscopic features of 42 cases of folliculitis decalvans: a case series. J Am Acad Dermatol. 2020 Apr 6:S0190 - 9622(20)30515 - 6.

[6] Yip L, Barrett TH, Harries MJ. Folliculitis decalvans and lichen planopilaris phenotypic spectrum: a case series of biphasic clinical presentation and theories on pathogenesis. Clin Exp Dermatol. 2020 Jan;45(1):63 - 72.

（张美 译）

20

头皮穿掘性蜂窝织炎

20.1 概述

头皮穿掘性蜂窝织炎(dissecting cellulitis of the scalp，DCS)，又称为头部脓肿穿掘性毛囊周围炎，是一种中性粒细胞性瘢痕性脱发。其特征是炎性囊性结节、斑块和窦道，可进展永久性瘢痕，呈局灶斑片状或大面积脑回状模式，主要影响非洲裔美国男性的头顶和枕部头皮。

(1) 尽管头皮穿掘性蜂窝织炎与脱发性毛囊炎属于同一类别，即中性粒细胞性瘢痕性脱发，但它具有独特的临床表现，始于毛囊闭塞。毛囊闭塞是化脓性汗腺炎、聚合性痤疮和藏毛囊肿的潜在发病机制，它也可能与头皮穿掘性蜂窝织炎相关(这种联系被称为毛囊闭锁三联征/四联征)。

(2) 最初的病变是粉刺样结构(毛囊闭塞)，可导致致密的炎症反应，表现为脓疱、有波动感的软结节和无菌性脓肿伴肉芽组织。皮损可以是斑片状的，类似于斑秃(图 20.1)。如果不及时治疗，病变最终形成相互连接(脑回状)的窦道(真皮内包绕脓肿的上皮结构)，上覆头皮永久性脱发(图 20.2)；但如果成功及时治疗，部分毛发可再生(图 20.1)。

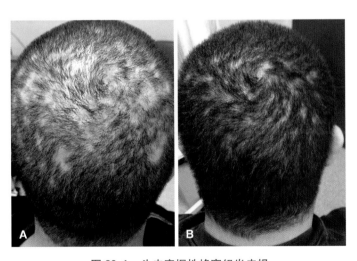

图 20.1 头皮穿掘性蜂窝织炎皮损

A. 首次就诊时的红色脱发斑片；B. 治疗后显著的毛发再生。

（3）发病机制尚不清楚，但遗传（已证实家族性发病）、激素水平（男性和局限在头顶部）和环境等因素可能起作用。其他因素包括中性粒细胞（尤其通过白介素-1）、微生物群（可能作为同种异型抗原发挥作用）以及对毛囊的同种异型抗原丧失免疫耐受，可导致炎症反应。

（4）病变是无菌性的；然而，可能会发生继发性细菌感染，最常见的是凝固酶阴性的葡萄球菌感染。

（5）炎症累及毛囊下部，引起毛发提前进入休止期（类似于斑秃），导致头发脱落加剧。毛囊无法开始一个新的生长期，呈空毛囊，其内积聚皮脂和角蛋白。在这个早期阶段进行治疗可以促进毛发再生（图20.1）。

（6）毛发镜下有：①双边框3D的黄点征（对应于被皮脂和角蛋白堵塞的毛囊开口），伴或不伴中央黑点（对应皮面的营养不良性毛发，系骤然进入休止期所致）（图20.3）；②一些3D的黄点征含不太清晰的黑点，容易让人联想到拔毛癖的发粉征（见第12章），它们对应于毛发软化所致的色素管型（图20.4）；③黄色/紫色无结构性区域，对应于真皮内的炎症反应（图20.3）；④后期出现纤维化时，可发现含有毛干（通常为5~8根毛发）的皮肤裂缝，这些本质上不是簇状发，因为它们并非由毛囊漏斗部水平的外毛根鞘融合形成，而是在重塑的真皮内多个单根毛发被聚集在小块的纤维化区域，裂缝类似于化脓性汗腺炎中带有凹陷的桥连和旋涡状瘢痕；⑤覆盖在愈合窦道上的线性瘢痕（图20.5）。

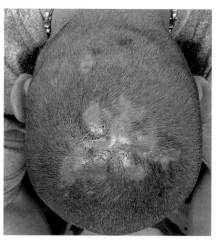

图20.2 头皮穿掘性蜂窝织炎中类似沼泽般质软的瘢痕性脱发区域

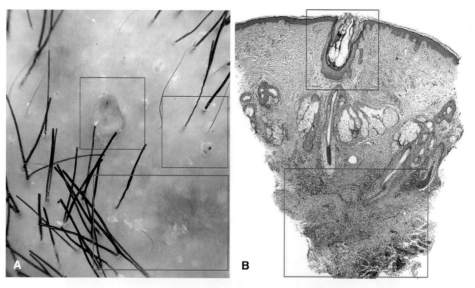

图20.3 头皮穿掘性蜂窝织炎的3D黄点征

A. 毛发镜下双边框3D的黄点征（×20）；B. 对应组织学上充以皮脂和角蛋白的扩张毛囊漏斗部，紫色无结构区域归因于真皮内弥漫致密的炎症反应。注意也有黑点征和断发。

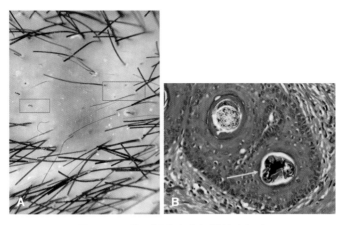

图 20.4 另一例头皮穿掘性蜂窝织炎

A. 发粉征(不太清晰的黑点征)(×20);B. 对应组织学上毛囊开口内的毛发软化伴色素管型。

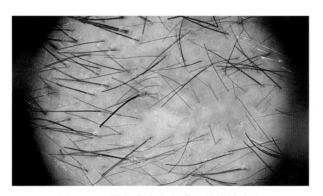

图 20.5 覆盖在愈合窦道上的线性瘢痕

20.2 主要病理特征

(1) 毛发镜引导下的活检标本,应从 3D 黄点征和任何带有黑点征的区域获取。

(2) 脓疱不是活检的最佳部位。由于非特异性混合性炎症细胞浸润,因此有意义的病理发现可能很少。

(3) 疾病早期特征如下。

① 真皮下部和皮下组织内致密的混合性炎症细胞浸润,伴有水肿、血管扩张和红细胞漏出(图 20.6);浸润可以是单个的巨细胞或者上皮样细胞聚集(肉芽肿)(图 20.7);浸润亦可见于毛囊索和外泌汗腺导管内(图 20.8),后者与化脓性汗腺炎中观察到的顶泌汗腺炎类似。

② 扩张的漏斗部被角蛋白和皮脂栓塞,对应 3D 黄点征(图 20.3)。

③ 休止期毛囊计数增加(图 20.9)。

④ 毛软化(毛囊漏斗部毛干碎裂伴有色素管型)(图 20.4)。

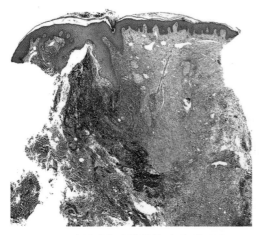

图 20.6 毛囊漏斗部囊性结构破裂,浅层和深层
有明显的脓肿样混合性炎症细胞浸润,
伴有血管扩张和红细胞漏出

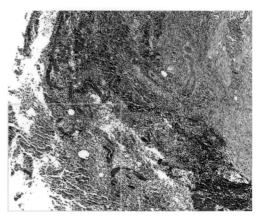

图 20.7 炎症浸润内上皮样细胞聚集

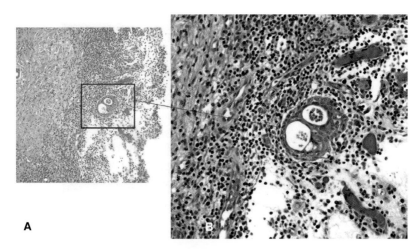

图 20.8 头皮穿掘性蜂窝织炎中汗管的炎症反应

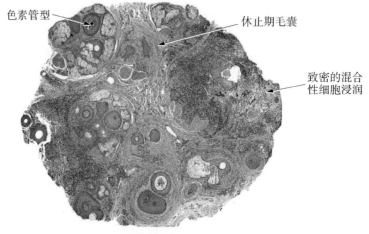

色素管型

休止期毛囊

致密的混合
性细胞浸润

图 20.9 头皮穿掘性蜂窝织炎在峡部水平的横切面

（4）疾病后期特征如下。

① 皮脂腺可以部分或全部缺失（图 20.10）。

② 毛囊脱失。

③ 慢性肉芽肿性炎症浸润。

④ 真皮内窦道（真皮内围绕脓肿的上皮结构，形成狭窄的开口或者由皮肤下方任何方向延伸而来的通道，产生有可能形成脓肿的死腔）（图 20.10、图 20.11）。

⑤ 真皮和皮下组织内的毛干碎裂（图 20.12）。

⑥ 真皮纤维化（图 20.10、图 20.11）。

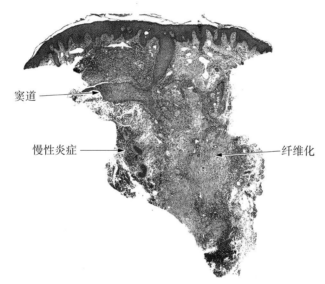

图 20.10　晚期头皮穿掘性蜂窝织炎的皮脂腺缺失、真皮纤维化和窦道

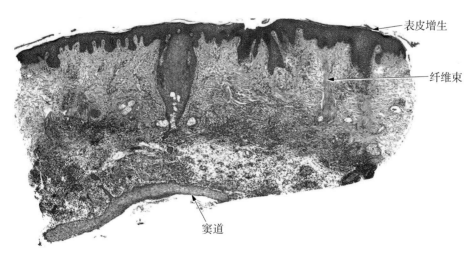

图 20.11　另一例晚期头皮穿掘性蜂窝织炎，具有活动性炎症和窦道

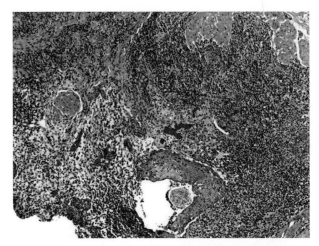

图 20.12　致密的炎症浸润中见毛囊破裂伴裸毛干

20.3　本章要点

（1）头皮穿掘性蜂窝织炎早期病例应通过活检与斑秃相鉴别，因为其临床和毛发镜特点可以相似。

（2）头皮穿掘性蜂窝织炎应与炎症性头癣相鉴别，后者模仿头皮穿掘性蜂窝织炎，可表现出相似的临床特点。应同时进行完整的项目检查，包括毛发镜、组织病理和真菌培养，因为单一的检查可能无法明确诊断。在模仿头皮穿掘性蜂窝织炎的头癣中，其组织学线索是脓肿样致密炎症，从毛囊球部延伸到漏斗部水平（见第 28 章）。

（3）在任何需要排除头皮穿掘性蜂窝织炎的活检标本中，应进行真菌感染的特殊染色。

（4）脱发性毛囊炎存在数个毛囊的外毛根鞘融合，炎症浸润以毛囊为中心，并伴有同心圆样毛囊周围纤维化。而头皮穿掘性蜂窝织炎的炎症浸润呈弥漫性、中度密集至致密的脓肿样模式，主要是毛囊间的真皮纤维化，仅局灶可见轻度的毛囊周围纤维化（图 20.9）。

20.4　拓展阅读

［1］Badaoui A, Reygagne P, Cavelier-Balloy B, Pinquier L, Deschamps L, Crickx B, Descamps V. Dissecting cellulitis of the scalp: a retrospective study of 51 patients and review of literature. Br J Dermatol. 2016 Feb;174(2):421 - 423.

［2］Kong HH, Segre JA. Skin microbiome: looking back to move forward. J Invest Dermatol. 2012 Mar;132 (3 Pt 2):933 - 939.

［3］Lacarrubba F, Musumeci ML, Nasca MR, Verzì AE, Fiorentini F, Micali G. Double-ended pseudocomedones in hidradenitis suppurativa: clinical, dermoscopic, and histopatho-logical correlation. Acta Derm Venereol. 2017 Jun 9;97(6):763 - 764.

［4］LaSenna CE, Miteva M, Tosti A. Pitfalls in the diagnosis of kerion. J Eur Acad Dermatol Venereol. 2016 Mar;30(3):515 - 7. doi:10.1111/jdv.12912

［5］Melo, D, Lemes, L, Pirmez, R, Duque-Estrada, B. Trichoscopic stages of dissecting cellulitis: a potential complementary tool to clinical assessment. Anais Brasileiros de Dermatologia. 2020;95(4): 514 - 517.

[6] Rudnicka, L, Oszewska M, Rakowska A, eds. Atlas of Trichoscopy-Dermoscopy in Hair and Scalp Disease. 1st ed. London: Springer-Verlag; 2012:331 - 337.

[7] Saceda-Corralo D et al. Dissecting cellulitis of the scalp. In Miteva M, ed. Alopecia. 1st ed. Elsevier, 2018:167 - 172.

[8] Tosti A, Torres F, Miteva M. Dermoscopy of early dissecting cellulitis of the scalp simulates alopecia areata. Actas Dermosifiliogr. 2013 Jan;104(1):92 - 93.

（金尚霖 译）

头皮糜烂性脓疱性皮病

21.1 概述

头皮糜烂性脓疱性皮病(erosive pustular dermatosis of the scalp，EPDS)是一种罕见的疾病，以无菌性脓疱、糜烂伴浅表性结痂为特征，好发于老年患者长期光损伤而萎缩的皮肤上；广泛受累者可形成瘢痕性脱发。

(1) 其他命名包括"头皮及四肢的慢性萎缩性皮病"，有报道伴有慢性静脉功能不全患者，可累及下肢，呈慢性增殖性脓皮病改变。

(2) 萎缩性(光化性)皮肤可能是 EPDS 发病的先决条件。

(3) 创伤和组织损伤可能是本病的诱因：带状疱疹、冷冻疗法、二氧化碳激光、局部化疗、切除手术、咪喹莫特、维甲酸、术后移植、X 线辐射和局部光动力治疗等均有相关报道与发病有关。

(4) 本病最好发于头顶部，临床表现从少量糜烂、鳞屑性病变，到结痂、出血性斑块，类似脓疱性坏疽性脓皮病(图 21.1、图 21.2)。

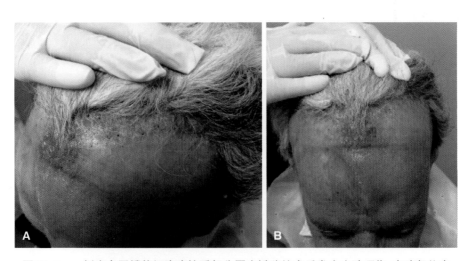

图 21.1　一例患者因鳞状细胞癌接受部分厚皮瓣移植术后发生皮肤晒伤，在该部位出现头皮糜烂性脓疱性皮病

图片由 Giselle Martins 医生提供。

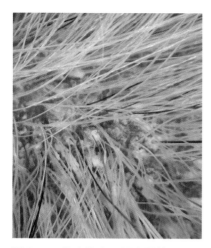

图 21.2 临床检查可见弥漫性红斑和黄色鳞屑性痂

图片由 Giselle Martins 医生提供。

（5）皮损通常呈线性分布。

（6）有一种亚型，糜烂上覆以过度增生的肉芽组织。

（7）本病的发病机制尚不明确。皮肤屏障功能受损和组织损伤等因素可能会引起毛囊免疫调节失常，因此有学者认为 EPDS 是中性浅表性毛囊炎，属于中性皮肤病病谱（如坏疽性脓皮病）的一种。

（8）按照 Starace 的研究，皮肤镜下仅见非特异性表现，但可以用于区分活动期和慢性期的病例。

疾病活动期：最特征性的发现是在萎缩的皮肤上可见生长期毛球；其他特征包括黄色出血性痂、扭曲发、营养不良发，以及小的簇状发（同一毛囊开口萌出 2～4 根毛发）（图 21.3、图 21.4）。

疾病慢性期：头皮明显萎缩。可见生长期毛球，无毛囊开口（图 21.5），有黄色渗液。

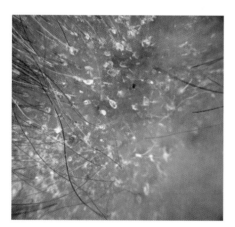

图 21.3 疾病活动期可见黄色结痂及弥漫性红斑

图片由 Giselle Martins 医生提供。

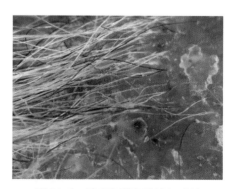

图 21.4 脓疱和黄色渗液（×20）

图片由 Giselle Martins 医生提供。

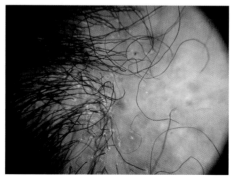

图 21.5 毛囊开口消失、乳白色瘢痕区域、断发及扭曲状发（×20）

图片由 Giselle Martins 医生提供。

EPDS 中的血管：可见粗大和多形性血管，尤其在肉芽组织过度增生的亚型中。

21.2 主要病理特征

本病的组织学特征均为非特异性的。

（1）疾病活动期及早期特征如下。

① 炎症集中在毛囊上中部（漏斗部毛囊炎），而毛囊下部不受影响（图 21.6）。

② 毛囊密度正常，休止期毛囊计数增多。

③ 真皮水肿和多形性炎症细胞浸润，包括中性粒细胞、淋巴细胞和浆细胞，罕见嗜酸性粒细胞及异物巨细胞（图 21.6～图 21.9）。

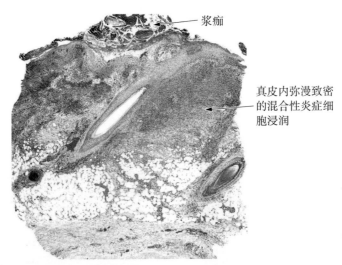

浆痂

真皮内弥漫致密的混合性炎症细胞浸润

图 21.6　头皮糜烂性脓疱性皮病示水肿和致密的多形性炎症浸润，以真层上中部最明显

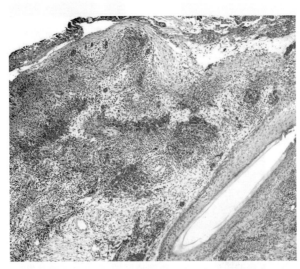

图 21.7　炎症浸润中见淋巴细胞、组织细胞、浆细胞、中性粒细胞和嗜酸性粒细胞，有明显的红细胞漏出

④ 一些毛囊口顶部或表皮内可见海绵状脓疱(图 21.8)。

⑤ 表皮可呈银屑病样棘层肥厚(图 21.8)。

(2)疾病慢性期特征如下。

① 层状致密的正常角化,表皮萎缩。

② 毛囊脱失。

③ 皮脂腺缺失。

④ 真皮内弥漫重度的纤维化。

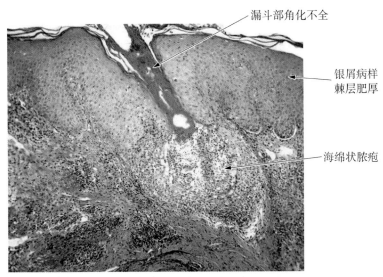

图 21.8 毛囊漏斗部中央见海绵状脓疱(箭头所示)

图片由 Ana Leticia Boff 医生提供。

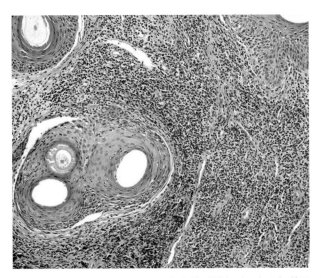

图 21.9 与图 21.6 和图 21.7 均为同一患者的活检标本,水平切片显示一个复合毛囊结构,真皮上部致密的混合性炎症细胞浸润,毛囊周围仅见轻微的纤维化,也可以没有纤维化

21.3　本章要点

（1）光损伤的萎缩性皮肤在受到一些化学性或机械性创伤后出现线状结痂性糜烂，提示EPDS。然而，由于其临床表现、毛发镜和组织学特征都是非特异性的，EPDS属于一种排除性诊断。

（2）建议对发生皮肤恶性肿瘤的患者进行长期随访。

（3）与头皮穿掘性蜂窝织炎和脱发性毛囊炎相比，EPDS的炎症浸润更浅表，集中在峡部-漏斗部水平（而头皮穿掘性蜂窝织炎在毛囊下部水平），无或仅有轻微的毛囊周围纤维化（与脱发性毛囊炎相比）。

（4）为排除炎症性头癣，还需要进行真菌方面的染色。

21.4　拓展阅读

［1］ Laffitte E, Kaya G, Piguet V, Saurat J. Erosive pustular dermatosis of the scalp: treatment with topical tacrolimus. Arch Dermatol. 2003;139(6):712 - 714.

［2］ Semkova K, Tchernev G, Wollina U. Erosive pustular dermatosis (chronic atrophic dermatosis of the scalp and extremities). Clin Cosmet Investig Dermatol. 2013;6:177 - 182.

［3］ Starace M, Alessandrini A, Baraldi C, Piraccini BM. Erosive pustular dermatosis of the scalp: challenges and solutions. Clin Cosmet Investig Dermatol. 2019;12:691 - 698.

［4］ Starace M, Loi C, Bruni F, et al. Erosive pustular dermatosis of the scalp: clinical, trichoscopic, and histopathologic features of 20 cases. J Am Acad Dermatol. 2017;76(6):1109 - 1114.e2.

［5］ Starace M, Patrizi A, Piraccini BM. Visualisation of hair bulbs through the scalp: a trichoscopic feature of erosive pustular dermatosis of the scalp. Int J Trichol. 2016.

［6］ Tomasini, Carlo et al. Erosive pustular dermatosis of the scalp: a neutrophilic folliculitis within the spectrum of neutrophilic dermatoses; J Am Acad Dermatol. 2018;81(2):527 - 533.

（杨逸枫　叶艳婷　译）

痤疮/瘢痕疙瘩样毛囊炎

22.1 概述

瘢痕疙瘩性痤疮/项部瘢痕疙瘩性痤疮(acne keloidalis/acne kleoidalis nuchae, AKN), 也称瘢痕疙瘩样毛囊炎,是一种原发性中性粒细胞性瘢痕性脱发,主要发生在具有粗糙卷发的非洲人、非洲裔美国人和加勒比黑人,其特征是慢性毛囊性丘疹,演变成瘢痕疙瘩样皮损和永久性脱发,主要见于枕部头皮和颈部。

(1)"瘢痕疙瘩"是一种错误的命名,因为病变在组织学上没有表现出瘢痕疙瘩的特征,并且患者身体的其他部位没有发生瘢痕疙瘩的倾向。

(2)青春期后发病,且仅好发于男性,提示激素成分在发病机制中发挥作用。

(3)颈部和枕部区域的局部慢性机械刺激,如频繁刮毛、拔毛或摩擦卷发,会导致毛囊受激惹,毛囊的同种抗原暴露,诱发免疫反应和炎症、毛囊破坏,以及经表皮清除真皮内毛干。这会引起进一步的慢性肉芽肿炎症。在易感个体中,组织尝试修复会导致异常的增生性瘢痕和永久性脱发。

(4)代谢综合征(根据一项研究,存在于 61% 的患者中)和慢性感染(蠕形螨、葡萄球菌、马拉色菌)可能在发病机制中起次要作用。

(5)早期病变:枕部头皮和颈后出现肉色或红色丘疹伴脓疱,可延伸至头顶(图 22.1)。皮损伴有瘙痒或疼痛感。

(6)晚期病变:硬化性斑块、结节和瘢痕疙瘩样团块伴窦道,没有毛发(瘢痕性脱发)(图 22.2)。

(7)有研究报道了雄激素性脱发、中央离心性瘢痕性脱发和脱发性毛囊炎伴发 AKN。

(8)毛发镜下的特征取决于临床阶段:

早期阶段显示以毛囊为中心的粉红色丘疹和脓疱,伴有红色边缘和白色条纹的脓疱(图 22.3),以及皇冠状的血管(图 22.4),对应于慢性的炎症浸润和毛囊周围纤维化;毛囊破坏后产生断发和毛周管型。

晚期阶段显示白色毛囊丘疹、毛囊开口缺失处的白色斑块,以及不规则的针尖状白点(图 22.5)。脱发区边缘未受累毛囊可能呈簇状发。

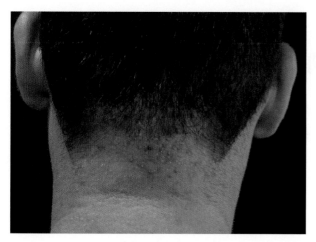

图 22.1 枕部头皮的红色丘疹伴脓疱

图片由 Giselle Martins 医生提供，经 Katoulis A、Ioannides D、Rigopoulos D 编辑许可转载，*Hair Disorders：Diagnosis and Management*，CRC 出版社，于 2021 年出版。

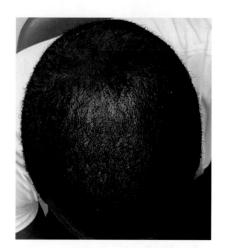

图 22.2 瘢痕疙瘩性痤疮导致头顶部斑片状瘢痕性脱发

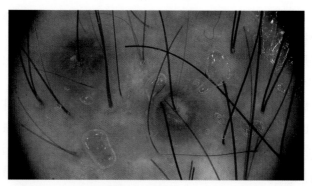

图 22.3 早期项部瘢痕疙瘩性痤疮：毛囊中心性丘疹伴有红色边缘(×40)

图片由 Giselle Martins 医生提供，经 Katoulis A、Ioannides D、Rigopoulos D 编辑许可转载，*Hair Disorders：Diagnosis and Management*，CRC 出版社，于 2021 年出版。

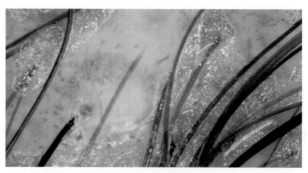

图 22.4 毛囊中心性丘疹伴皇冠状血管(×60)

图片由 Giselle Martins 医生提供。

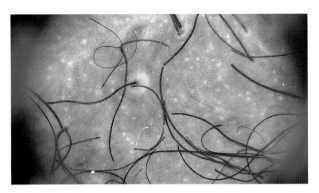

图 22.5 晚期病变显示以毛囊为中心的白色丘疹和不规则的色素网(×20)

图片经 Katoulis A、Ioannides D、Rigopoulos D 编辑许可转载,*Hair Disorders：Diagnosis and Management*,CRC 出版社,于 2021 年出版。

22.2 主要病理特征

对孤立的小的毛囊性瘢痕和有症状的丘疹,进行深达皮下脂肪组织的环钻活检,既可以诊断,也可以治疗,因为它们可以切除整个受影响的毛囊;采用丝线缝合,引起的炎症较少。

(1)早期病变特征如下。

① 毛囊扩张,毛干碎裂。

② 围绕毛囊峡部和漏斗部致密的中性粒细胞、淋巴细胞和浆细胞浸润。

③ 皮脂腺缺失。

④ 部分患者皮脂腺导管内可见蠕形螨和马拉色菌。

(2)晚期病变特征如下。

① 慢性肉芽肿性炎症。

② 毛囊脱失。

③ 碎裂的毛干(图 22.6)。

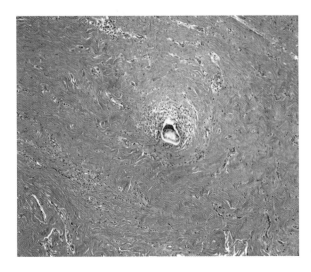

图 22.6 毛囊破坏产生的毛干碎片被慢性炎症和致密的纤维化包绕

图片经 Katoulis A、Ioannides D、Rigopoulos D 编辑许可转载,*Hair Disorders：Diagnosis and Management*,CRC 出版社,于 2021 年出版。

④ 致密的真皮纤维化,没有瘢痕疙瘩的特征(即没有漩涡状玻璃样变的胶原蛋白团块)(图 22.7)。

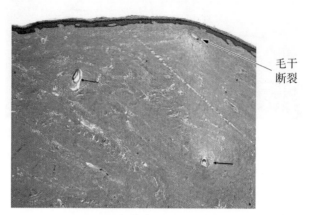

毛干断裂

图 22.7　致密增厚的胶原改变了正常的真皮结构,注意没有瘢痕疙瘩样(玻璃状和漩涡状)胶原束

图片经 Katoulis A、Ioannides D、Rigopoulos D 编辑许可转载,*Hair Disorders：Diagnosis and Management*,CRC 出版社,于 2021 年出版。

22.3　本章要点

垂直切片更适于诊断。

22.4　拓展阅读

［1］ Herzberg AJ, Dinehart SM, Kerns BJ, Pollack SV. Acne keloidalis. Transverse microscopy, immunohistochemistry, and electron microscopy. Am J Dermatopathol. Apr 1990;12(2):109 - 121.

［2］ Miteva M, Sabiq S, Acne keloidalis nuchae, in Katoulis A, Ioannides D, Rigopoulos D, eds., *Hair Disorders: Diagnosis and Management*, CRC Press: Boca Raton and Abingdon, forth-coming 2021.

［3］ Na K, Oh SH, Kim SK. Acne keloidalis nuchae in Asian: A single institutional experience. PloS One. 2017;12(12):e0189790.

［4］ Ocampo-Garza J, Tosti A. Trichoscopy of Dark Scalp. Skin Appendage Disorders. Nov 2018;5(1):1 - 8.

［5］ Shapero J, Shapero H. Acne keloidalis nuchae is scar and keloid formation secondary to mechanically induced folliculitis. Journal of Cutaneous Medicine and Surgery. Jul-Aug 2011;15(4):238 - 240.

（齐思思　译）

头 皮 银 屑 病

银屑病是一种常见的皮肤病,高达80%的病例有头皮受累,后者在约30%的病例中可能是疾病唯一的临床表现。它表现为厚度不一的红色斑块,境界清晰,覆以白色/银白色鳞屑。最常见的好发部位是发际线,包括耳后区域;不过,头皮的任何部位都有可能累及(图23.1)。

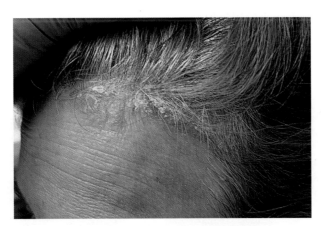

图23.1　累及发际线的典型银屑病斑块

23.1　概述

(1)头皮银屑病可出现3种不同类型的脱发:①斑片状或弥漫性脱发发生在受银屑病影响的皮肤上;②休止期脱发——通常始于成功的局部治疗后,治疗导致厚的鳞屑脱落,其中包裹有休止期毛发;③很少出现瘢痕性脱发。

(2)矛盾的是,有研究报道银屑病斑块中毛发密度增加。单核细胞和巨噬细胞被认为可能通过上调 Wnt/β-catenin 信号通路,在级联效应中发挥关键作用,诱导毛囊进入生长期。

(3)大多数患者在成功治疗后,头发会再生,这可能是因为银屑病是一种累及毛囊间皮肤的疾病,毛囊的下部通常没有明显的炎症累及(Ruano 等比较分析了未经治疗的中重度银屑病且有头皮明显受累患者的皮损标本和非皮损标本,对照组没有银屑病)。

(4)与皮肤银屑病相似,头皮银屑病具有 Th1/Th17 细胞因子的活化。

（5）银屑病性脱发的炎症主要集中在毛囊漏斗部，因此银屑病本身不太可能发生原发性瘢痕性脱发；后者最有可能发生于反复感染的长期患者。头皮银屑病持续缺乏皮脂，会降低受累皮肤对微生物的抵抗力。

（6）有研究报道斑秃伴发银屑病；然而，也有研究报道头皮银屑病内的斑秃消退（称之为Renbök现象）。

（7）同时具有银屑病和脂溢性皮炎临床特征的重叠类型，被称为脂溢性银屑病。它是日常工作中一个方便的临床术语，但缺乏明确的诊断标准，包括组织学特征。

（8）肿瘤坏死因子-α抑制剂诱发的银屑病性斑秃样反应：这被认为是一种矛盾的反应，因为这些药物常被用于治疗银屑病。它通常发生在没有银屑病个人史或家族史的患者，因克罗恩病、强直性脊柱炎或类风湿性关节炎而接受英夫利昔单抗或阿达木单抗治疗。

最常见的临床表现是出现银屑病样斑块，伴或不伴斑片状或弥漫性脱发（图23.2）。

毛发镜检查中，除了有银屑病的特征外，还可以观察到斑秃的黑点征、断毛和环状发（图23.3）。

常见的关联是出现掌跖脓疱型银屑病。

较轻的病例可以通过局部用药治疗，但严重的病例需要转换不同类别的生物制剂（图23.2）。

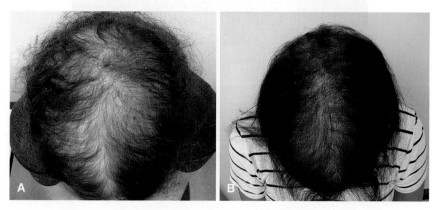

图23.2　肿瘤坏死因子-α抑制剂诱发的银屑病性斑秃样反应

A. 因克罗恩病使用阿达木单抗的患者出现弥漫的银屑病性脱发；B. 停药2个月后脱发停止，毛发再生。

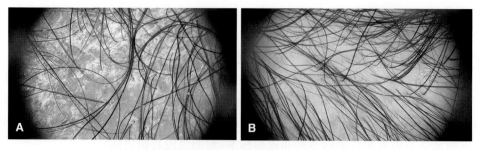

图23.3　图23.2中患者的毛发镜检查

A. 在干性毛发镜下示毛囊间增厚的鳞屑（×20）；B. 治疗改善后见短的再生毛发和环状发（×20）。

（9）白介素-17抑制剂诱发的银屑病性脱发样反应：有研究报道使用依奇珠单抗后出现类似的临床和组织学表现，亦可见于司库奇尤单抗（个人观察）（图23.4、图23.5）。

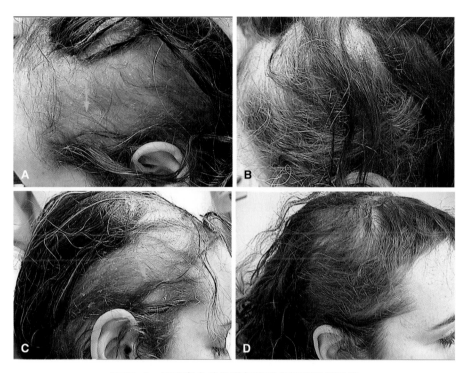

图23.4　司库奇尤单抗引起银屑病性脱发样反应

A、C. 一例使用司库奇尤单抗治疗银屑病的患者出现弥漫性和斑片状斑秃样银屑病性脱发；B、D. 停药并外用糖皮质激素和米诺地尔后改善。

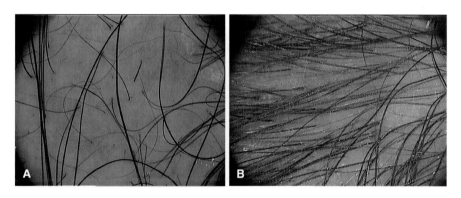

图23.5　图23.4中患者的毛发镜检查

A. 毛发镜下营养不良性毛发；B. 治疗改善后直立的再生毛发。

（10）在毛发镜检查中，血管模式最具特征性。

干性毛发镜在低倍放大时，仅见红色背景上覆盖弥漫增厚的毛囊间白色鳞屑（图23.6）。鳞屑吸收水分后，可发现红点征和小球（图23.7）。采用视频皮肤镜放大更高倍数（＞50倍）后，可发现红色小球其实为肾小球样/螺旋状血管，呈簇状或串状线性模式分布（后者类似于透明细胞棘皮瘤的模式)(图 23.8)。小的孤立性皮损,尤其是在光损伤性皮肤上,必须通过组织学排除鲍恩病。在同一斑块中可以看到其他类型血管,如环状、花边状或线状蜷曲血管的排列模式(图 23.9)。

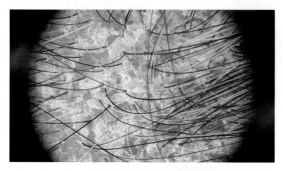 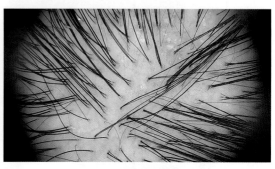

图 23.6　覆盖在红色背景上弥漫增厚的毛囊间银白色鳞屑(×20)

图 23.7　用浸润液使鳞屑吸收水分后,可见红点征和小球(×20)

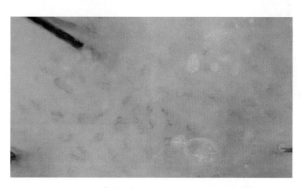

图 23.8　高倍放大(×70)下盘曲的血管

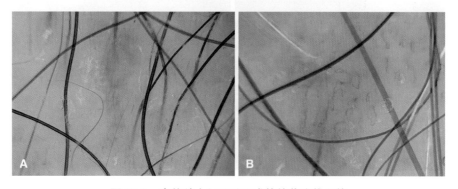

图 23.9　高倍放大(×70)下成簇的花边状血管

23.2　主要病理特征

典型皮损很少进行活检。垂直和水平切片均可帮助诊断。如果只有一个活检样本,且考虑银屑病,应首选垂直切片。

（1）银屑病样棘层肥厚（均匀一致的表皮增生），乳头上棘层变薄和颗粒层减少。

（2）如果皮损经过治疗，许多标本中可见不规则的表皮增生（图23.10～图23.12）。

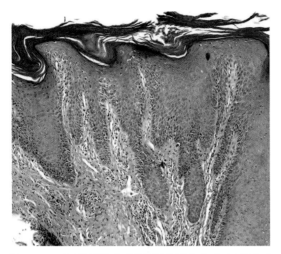

图 23.10　不规则增生（不规则伸长的表皮突）伴融合性角化不全，有轻度的海绵水肿

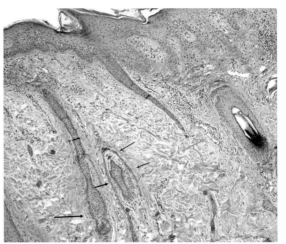

图 23.11　不规则表皮增生

注意浅丛血管周围淋巴细胞浸润，休止期毛囊增加（黑色箭头），皮脂腺萎缩（红色箭头），以及迂曲扩张的血管（绿色箭头）。

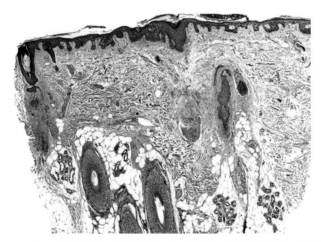

图 23.12　另一例头皮银屑病示不规则表皮增生、皮脂腺萎缩和休止期毛囊

（3）角质层内融合性角化不全伴中性粒细胞浸润（图23.10）。

（4）海绵状态和坏死的角质形成细胞（无毛发皮肤处的银屑病没有这两个特征）（图23.10）。

（5）真皮乳头内有明显迂曲的血管（图23.11）。

（6）休止期毛囊计数增加（图23.11、图23.12）。

（7）皮脂腺萎缩或消失（图23.11、图23.14、图23.15）。

（8）水平切片上，萎缩的皮脂腺呈细长的上皮条索（蔓套样结构）或皮脂腺发育不全的小芽蕾（图23.13～图23.15）。

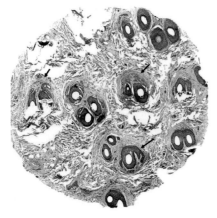

图 23.13　峡部的水平切片示皮脂腺明显缺失，保留部分从毛囊上皮突出，呈蔓套样结构（黑色箭头）

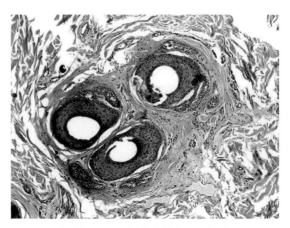

图 23.14　银屑病中的皮脂腺萎缩

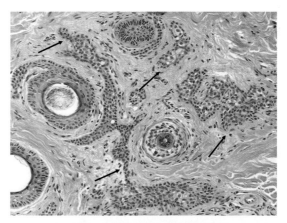

图 23.15　皮脂腺明显萎缩（黑色箭头）

（9）毛囊上皮显示漏斗部棘层肥厚，在某些情况下可出现类似于慢性单纯性苔藓中的齿轮状结构（图 23.16）。在水平切片上更容易观察到休止期毛囊数量增加（图 23.17）。

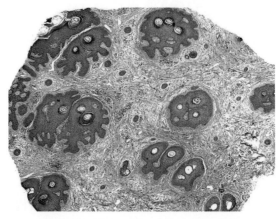

图 23.16　毛囊漏斗部水平的银屑病，注意毛囊上皮棘层肥厚，突出形成齿轮状图案

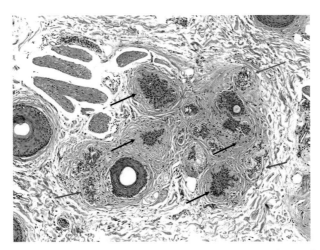

图 23.17　峡部水平的休止期毛囊计数增加(黑色箭头)和皮脂腺发育不全(红色箭头)

（10）肿瘤坏死因子-α 抑制剂引起的银屑病性脱发特征与头皮银屑病相似,休止期毛囊计数显著增加,炎症浸润中见大量嗜酸性粒细胞和浆细胞,炎症延伸至皮下脂肪组织,亦可见于毛囊索内。

22.3　本章要点

（1）在银屑病中,毛囊下部的结构在很大程度上得以保留,没有明显的免疫浸润,这可能解释了为什么脱发罕见,且头发再生的潜力完好。

（2）在头皮银屑病和雄激素性脱发的患者中,采取口服治疗(例如口服而不是外用米诺地尔)可以避免外用药的摩擦和休止期脱发,因此可能是一种更好的治疗策略。

（3）结缔组织病患者,尤其是皮肌炎、红斑狼疮和混合性结缔组织病,可表现为头皮银屑病样皮炎。在这些病例中,皮肤镜下巨大的扩张毛细血管可能是一个显著的特征。寻找头皮以外其他明显的临床特征并进行头皮活检可为诊断提供进一步帮助(图 23.18)。

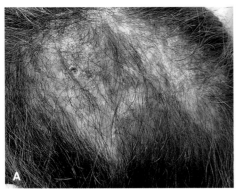
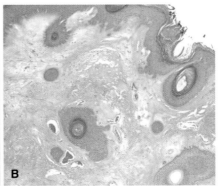

图 23.18　混合性结缔组织病患者的银屑病样皮炎

A.混合性结缔组织病患者的银屑病样皮炎；B.活检标本中可见角化过度、毛囊角栓、基底膜增厚和真皮内黏蛋白沉积,这些表现可确定诊断。

（4）头皮活检见到皮脂腺萎缩或缺失，不应立即诊断为瘢痕性脱发。皮脂腺萎缩是青春期前、绝经期/肾上腺功能停滞、头皮银屑病和慢性单纯性苔藓的生理特征。

23.4　拓展阅读

［1］ Doyle LA, Sperling LC, Baksh S, Lackey J, Thomas B, Vleugels RA, Qureshi AA, Velazquez EF. Psoriatic alopecia/alope-cia areata-like reactions secondary to anti-tumor necrosis factor-α therapy: a novel cause of noncicatricial alopecia. Am J Dermatopathol. 2011 Apr;33(2):161 - 166.

［2］ El-Shabrawi-Caelen L. Scalp psoriasis. In Miteva M, ed. *Alopecia*., 1st ed. Elsevier, 2018:229 - 234.

［3］ George SM, Taylor MR, Farrant PB. Psoriatic alopecia. Clinic Exp Dermatol. 2015 40(7):717 - 721.

［4］ Hafeez F, Miteva M. SnapshotDx quiz: September 2016. J Invest Dermatol. 2016 Sep;136(9):e95.

［5］ Ruano J, Suárez-Fariñs M, Shemer A, Oliva M, Guttman-Yassky E, Krueger JG. Molecular and cellular profiling of scalp psoriasis reveals differences and similarities compared to skin psoriasis. PLoS One 5;11(2):e0148450.

［6］ Rudnicka, L, Oszewska M, Rakowska A, eds. *Atlas of Trichoscopy-Dermoscopy in Hair and Scalp Disease*. 1st ed. London: Springer-Verlag; 2012:379 - 389.

［7］ Sawan S, Descamps V. Scalp psoriasis: a paradigm of "switch-on" mechanism to anagen hair growth? Arch Dermatol. 2008;144(8):1064 - 1066.

［8］ Tan TL, Taglia L, Yazdan P. Drug-induced psoriasiform alope-cia associated with interleukin-17 inhibitor therapy. J Cutan Pathol. 2021 Jan 2.

［9］ Werner B, Brenner FM, Böer A. Histopathologic study of scalp pso-riasis: peculiar features including sebaceous gland atrophy. Am J Dermatopathol. 2008;30(2):93 - 100.

（齐思思　盛友渔 译）

24

脂 溢 性 皮 炎

脂溢性皮炎（seborrehic dermatitis，SD）是一种常见的慢性炎症性皮肤疾病，主要发生在头皮和其他富含皮脂腺的区域（面中部和前胸），表现为薄的红色斑片或鳞屑性斑块，覆以黄色油腻性鳞屑。

24.1 概述

（1）脂溢性皮炎易复发，在免疫缺陷、神经系统疾病和体脂含量较高的患者中更为常见。

（2）临床变异型包括头皮糠疹（头皮屑）、婴儿乳痂、花瓣状皮脂溢出或环状脂溢性皮炎（见于较深肤色的患者），以及石棉状癣（图 24.1）。

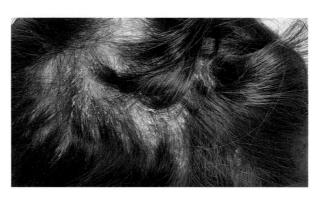

图 24.1　有脂溢性皮炎病史的患者出现石棉状癣，表现为厚厚的黄色鳞屑

（3）一些累及耳后区的病例与银屑病难以区分，通常称之为脂溢性银屑病。

（4）脂溢性皮炎的发病机制尚未完全阐明，但马拉色菌曾被认为是一个关键因素，因为它们的脂肪酶活性会释放炎性游离脂肪酸，并能激活替代补体途径。然而，目前认为，内源性宿主因素，如皮脂的量或组成的改变和（或）表皮屏障的缺陷，相比宿主对马拉色菌种的异常反应，更有可能是致病因素。

（5）毛发镜下，脂溢性皮炎的特征是：①毛囊间的黄色油性鳞屑，仅在干性毛发镜下可见（图 24.2）。鳞屑吸收水分后，黄色仍然是背景颜色（图 24.3）。石棉状癣有厚厚的黄白色致密角化物质，延伸到毛发上，并将毛发的近端部分粘合在一起（石棉状鳞屑）（图 24.4）。②最具特征性的是血管形态,包括不规则分布的多条细长的树枝状血管以及不典型的红色血管,但没有红点征和小球(图 24.3、图 24.5、图 24.6)。

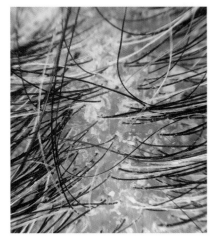

图 24.2　在脂溢性皮炎中,毛囊及毛囊间的黄色油性鳞屑(×20)

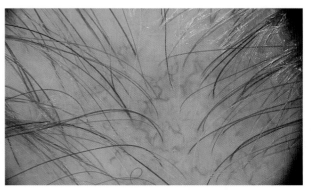

图 24.3　鳞屑吸收水分后,脂溢性皮炎仍有黄色的背景;注意不规则分布的细长树枝状血管(×50)

图片由 Giselle Martins 医生提供。

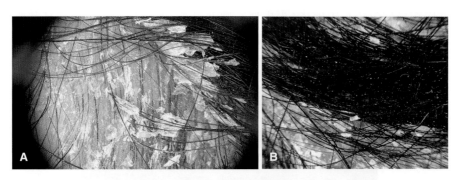

图 24.4　石棉状癣

A. 石棉状癣显示厚厚的黄白色致密角化物质,延伸到毛发上,并将其近端部分粘合在一起;B. 鳞屑也可见沿着一些毛干延伸。

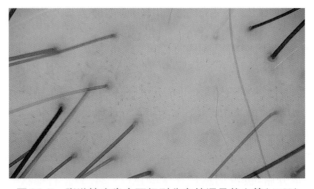

图 24.5　脂溢性皮炎内不规则分布的逗号状血管(×60)

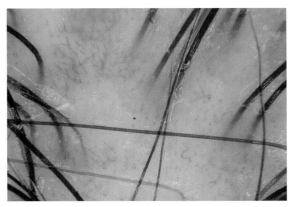

图 24.6 脂溢性皮炎的线状血管袢(发夹状血管)(×70)

图片由 Giselle Martins 医生提供。

24.2 主要病理特征

典型的头皮脂溢性皮炎很少被活检。组织学发现取决于病变活检时的年龄。

(1) 急性皮损的病理特征如下。

① 轻度的海绵水肿,上覆鳞屑性痂,通常集中在毛囊上,呈肩状模式(图 24.7、图 24.8)。

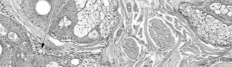

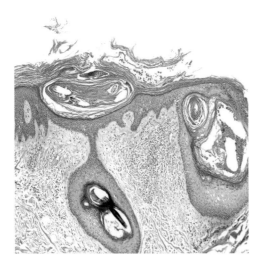

图 24.7 扩张的漏斗部,覆以角化不全,注意真皮内轻度的炎症浸润物和不规则的棘层增厚

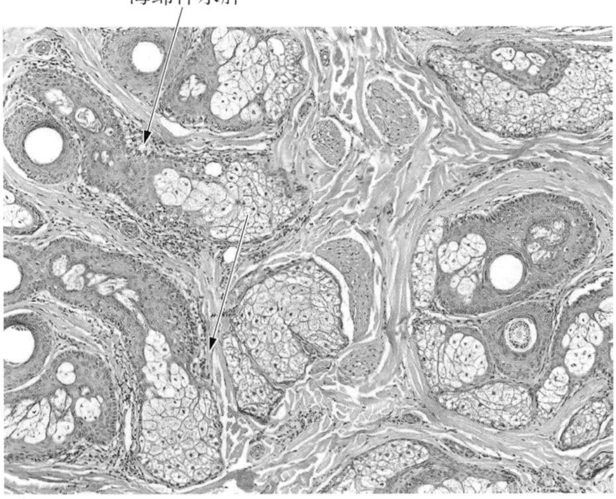

图 24.8 毛囊上皮海绵样水肿

② 可有真皮乳头层水肿(图 24.9)。

③ 浅丛血管扩张(图 24.9)。

④ 浅丛血管周围轻度的炎症浸润,包括淋巴细胞、组织细胞,偶见中性粒细胞(图 24.7、图 24.9)。浸润亦可见于毛囊漏斗部周围,伴有轻度的纤维增生(图 24.10)。

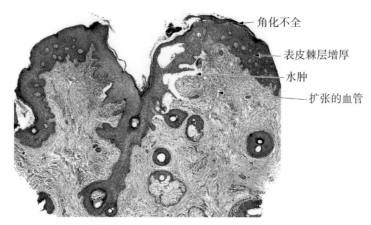

图 24.9　不规则棘层增厚伴肩状角化不全,真皮乳头层水肿,扩张的血管周围有轻度的淋巴细胞浸润

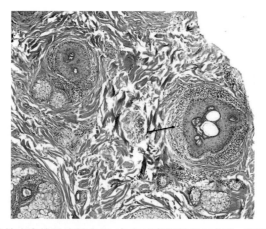

图 24.10　脂溢性皮炎的漏斗部水平,存在毛囊周围淋巴细胞、组织细胞浸润。注意结缔组织鞘水肿(黑色箭头),没有观察到瘢痕性脱发中的同心圆样毛囊周围纤维化以及毛囊上皮变薄

⑤ 皮脂腺导管扩张,皮脂腺肥大(图 24.11)。

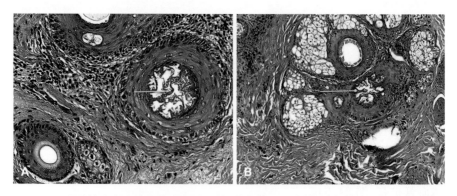

图 24.11　脂溢性皮炎中扩张的皮脂腺导管(黄色箭头),海绵水肿,真皮内炎症细胞浸润

⑥ 角质层内可发现马拉色菌的酵母形式,可通过真菌染色凸显(图 24.12)。

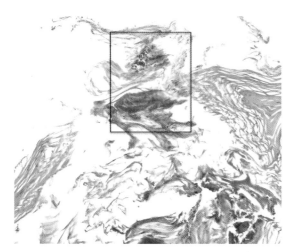

图 24.12　角质层中的马拉色菌孢子(PAS 染色)

（2）亚急性病变的病理特征如下。

① 银屑病样增生，轻度的海绵水肿。

② 一些病例可见毛囊周围轻度的纤维增生，不应将其解释为瘢痕性脱发的特征。

24.3　本章要点

（1）毛发镜检查中在枕部头皮（尤其是男性）见到细长的树枝状血管，是正常的现象。

（2）如果仅需排除脂溢性皮炎的诊断，应该首选垂直切片。如果需要排除其他诊断，如弥漫性非瘢痕性脱发合并脂溢性皮炎，则首选水平切片，因为这样可以评估毛囊结构，进行毛囊计数和比例分析。

（3）在银屑病和脂溢性皮炎无法明确的病例中，完整/增生的皮脂腺提示为脂溢性皮炎，因为银屑病的特征是皮脂腺萎缩。

24.4　拓展阅读

［1］Belew PW, Rosenberg EW, Jennings BR. Activation of the alternative pathway of complement by malassezia ovalis (pityrosporum ovale). Mycopathologia. 1980 Mar 31;70(3):187 - 191. https://emedicine. medscape. com/article/1108312-overview♯a6

［2］Kim GW, Jung HJ, Ko HC, Kim MB, Lee WJ, Lee SJ, et al. (2011) Dermoscopy can be useful in differentiating scalp psoriasis from seborrhoeic dermatitis. Br J Dermatol. 164(3):652 - 656.

［3］Rudnicka, L, Oszewska M, Rakowska A, eds. *Atlas of Trichoscopy-Dermoscopy in Hair and Scalp Disease*. 1st ed. London: Springer-Verlag; 2012:371 - 378.

［4］Wikramanayake TC, Borda LJ, Miteva M, Paus R. Seborrheic dermatitis — Looking beyond *Malassezia*. Exp Dermatol. 2019 Sep;28(9):991 - 1001.

（刘驰　金羽青　译）

红 头 皮 病

红头皮病(red scalp disease，RSD)或称红头皮综合征，由 Thestrup-Pedersen 在 1987 年首次描述，自此之后很少见到文献中报道。然而，在毛发学工作中其患病率实际上可能更高，因为这些病例很可能未被诊断或报道。红头皮病表现为头皮敏感、瘙痒和更常见烧灼感，可见红斑、明显的血管图形和(或)红色丘疹、脓疱，经过全面检查后不符合任何其他的诊断标准。值得注意的是，外用糖皮质激素或抗皮脂溢出的药物无效。

25.1　概述

(1) 患者主诉头皮敏感、瘙痒，或者更常见的头皮烧灼感，在某些区域("热点")尤其敏感，日晒后常加重(图 25.1)。

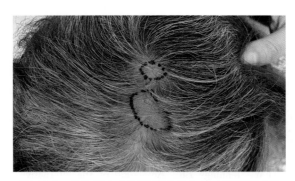

图 25.1　此例红头皮病患者指出头皮最敏感的区域

(2) 至少半数患者伴发玫瑰痤疮(个人观察)，因无自觉症状，很多患者忽视了玫瑰痤疮的存在，所以医生应检查面部。皮肤镜下线性血管按水平及垂直方向排列呈多边形，对诊断红斑毛细血管扩张型玫瑰痤疮(erythematotelangiectatic rosacea，ER)高度敏感，可通过手持式皮肤镜发现(图 25.2)。

(3) 临床检查患者头皮显示：①红斑，雄激素性脱发患者更加明显(图 25.3)，根据一些作者研究，大多数患者患有雄激素性脱发，推测慢性紫外线暴露在该病中起到一定作用，事实上，光损伤皮肤的特点即为表皮及真皮变薄和毛细血管扩张，但血管并不形成特征性的多边形；②毛囊性丘疹和脓疱(图 25.3)；③细小的鳞屑。

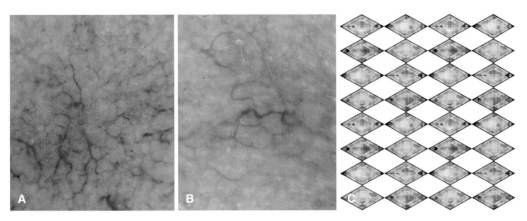

图 25.2 红斑毛细血管扩张型玫瑰痤疮

A、B. 两例患者伴有红斑毛细血管扩张型玫瑰痤疮,显示两颊菱形多边形分布的血管,图 B 内见白色鳞屑,类似蠕形螨的尾巴;C. 菱形多边状分布。

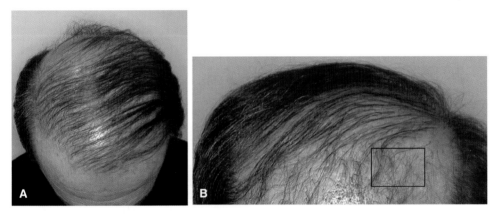

图 25.3 红头皮病的红斑

A. 红头皮病患者伴发雄激素性脱发;B. 有丘疹性成分。图片由 Giselle Martins 医生提供。

（4）很多患者主诉头发脱落增加。

（5）全面的检查应包括毛发镜检查、病理检查（笔者常从头皮最敏感的部位取两块活检用于垂直切片）、血清学检查（以排除结缔组织病），以及颈椎 X 线检查（或 MRI、CT 检查，排除椎间盘退行性变、前滑脱、骨赘、前凸、后凸及神经根损伤）；慢性瘙痒性疾病的全面检查，包括血液学检查、接触性皮炎斑贴试验（标准系列和化妆品系列）；如出现脓疱，应完善微生物培养，排除革兰氏阴性菌毛囊炎。

（6）停止外用糖皮质激素，并开始口服多西环素，可使大部分患者症状改善。

（7）在毛发镜检查中，最重要的形态是血管模式——通过偏振视频皮肤镜检查在高倍放大（>50 倍）下可观察到：①扩张迂曲的血管呈多边形及树枝状模式（图 25.4～图 25.6），树枝状模式在脂溢性皮炎中更明显，是其重复性特征，表现为沿着一根增粗的线性血管，可见大量更短、更细的分支，像毛毛虫的毛（图 25.6）；②毛囊开口处或毛囊间附近，可见细长的黄白色油腻性鳞屑，最有可能对应于毛囊漏斗部锥形的角化不全或毛囊间大量的角化不全（图 25.7）；③毛囊中心性脓疱和弥漫性红斑（图 25.8）。

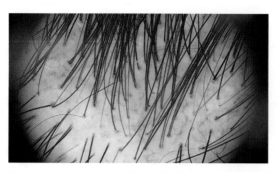

图 25.4 红头皮病患者显示异常的血管,呈类似的菱形多边状模式(×40)

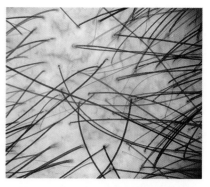

图 25.5 树枝状血管形成网状(×40)

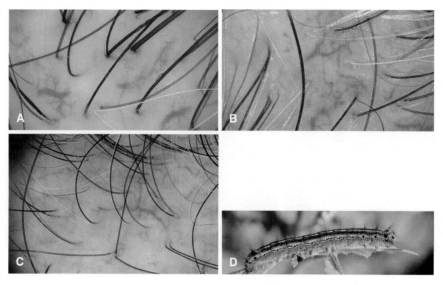

图 25.6 树枝状血管形成网状

A、B、C. 另外三例患者的树枝状血管形成网状(×50),这些血管有一种共同的模式,从增粗的线性血管主干发出细的分支;D. 像毛毛虫的毛。

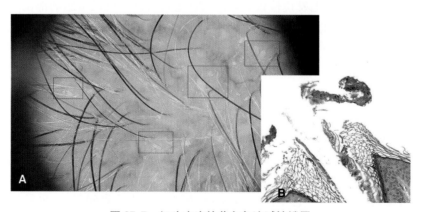

图 25.7 红头皮病的黄白色油腻性鳞屑

A. 毛囊开口处可见细长(锥状)黄白色油腻性鳞屑,亦在毛囊间分布(×40);B. 对应于以毛囊漏斗部为中心的锥形角化不全。

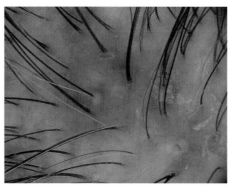

图 25.8　红头皮病的脓疱和弥漫性红斑(×50)

图片由 Giselle Martins 医生提供。

25.2　主要病理特征

（1）表皮正常，垂直切片和最外侧的水平切片可见网篮状角质层(图 25.9)，伴有鳞屑的病例可见漏斗部大量角化不全(图 25.7)。

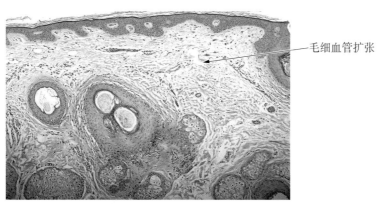

毛细血管扩张

图 25.9　红头皮病显示正常的角质层，真皮上部水肿(苍白的真皮)和血管扩张；皮脂腺大小正常，毛囊周围及间质内轻度淋巴细胞和肥大细胞浸润，偶见嗜酸性粒细胞

（2）真皮上部苍白，系水肿聚集所致，可以是轻度至重度水肿，使胶原束分离(图 25.10、图 25.11)。

（3）毛囊皮脂腺结构完整，皮脂腺增生或正常(图 25.9)。

（4）真皮上部血管明显扩张，血管周围及间质内轻度淋巴细胞和肥大细胞浸润(图 25.9～图 25.12)。

（5）在约 1/3 的病例中，毛囊内可见蠕形螨。

（6）血管周围及毛囊周围轻度淋巴细胞、肥大细胞和个别嗜酸性粒细胞浸润(图 25.13)。

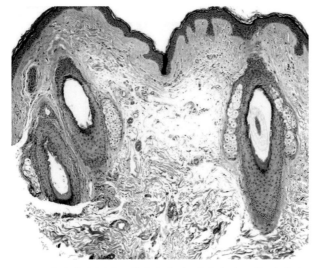

图 25.10 红头皮病病例明显的真皮水肿,注意表皮正常,真皮内日光性
弹力变性(因活检标本取自老年患者,可见皮脂腺减少)

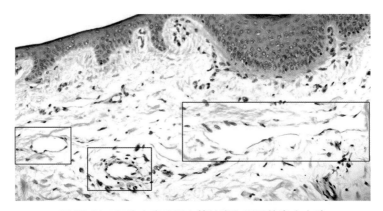

图 25.11 红头皮病毛细血管扩张和明显的真皮水肿

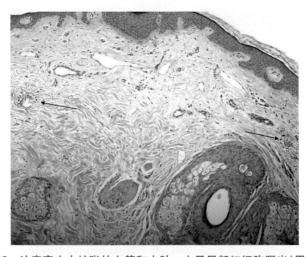

图 25.12 注意真皮内扩张的血管和水肿。亦见局部红细胞漏出(黑色箭头)

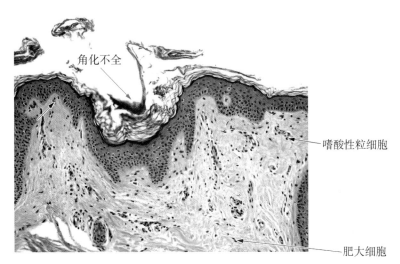

角化不全

嗜酸性粒细胞

肥大细胞

图 25.13 红头皮病示毛囊开口处锥形角化不全,而表皮正常,注意真皮内的嗜酸性粒细胞和肥大细胞

(7) 伴有脓疱的病例,以毛囊漏斗部为中心的中性粒细胞聚集(不同于毛囊炎沿着整个毛囊分布)。

25.3 本章要点

(1) 红头皮病是一种排除性诊断。

(2) 始终要按照前述的提议,进行全面的检查。查看面中部玫瑰痤疮的特征——皮肤镜可以是发现多边状菱形结构的有用工具。

25.4 拓展阅读

[1] Cribier B. Rosacea under the microscope: characteristic histological findings. J Eur Acad Dermatol Venereol. 2013 Nov;27(11):1336 – 1343.

[2] Lallas A, Argenziano G, Apalla Z, et al. Dermoscopic patterns of common facial inflammatory skin diseases. J Eur Acad Dermatol Venereol. 2013;28(5):609 – 614. doi:10.1111/jdv.12146.

[3] Oberholzer PA, Nobbe S, Kolm I, Kerl K, Kamarachev J, Trüeb RM. Red scalp disease — a rosacea-like dermatosis of the scalp? Successful therapy with oral tetracycline. Dermatology. 2009;219(2):179 – 181.

[4] Thestrup-Pedersen K, Hjorth N: Red scalp: a previously undescribed disease of the scalp? Ugeskr Laeger 1987;149:2141 – 2142.

(赵颖 译)

皮肌炎的头皮表现

皮肌炎(dermatomyositis，DM)是一种特发性炎性肌病，具有经典的皮肤表现，如手部Gottron丘疹、眶周紫红色皮疹、光敏感分布区(上背部和颈胸部 V 字征)的皮肤异色病，以及甲周改变包括角化过度、甲小皮粗糙、甲周红斑、毛细血管缺失，亦见不规则扩张的丛状毛细血管伴出血。皮肌炎患者常见头皮受累，表现为弥漫性、红色鳞屑性和萎缩性皮炎，常伴灼烧、瘙痒或烧灼性瘙痒感。

26.1 概述

(1) 皮肌炎最常见的头皮受累是银屑病样皮炎，因此易被误诊为银屑病或脂溢性皮炎。

(2) 其他头皮受累表现包括紫红色斑、表皮萎缩和非瘢痕性弥漫性休止期脱发(33%～87.5%)(图 26.1)。

(3) 头皮瘙痒常伴灼烧感(烧灼性瘙痒)，其严重程度与疾病活动性相关。

(4) 头皮瘙痒在抗转录中介因子-1γ抗体阳性患者中更常见，该指标与恶性肿瘤相关，故皮肌炎的头皮瘙痒可能是一个副肿瘤性标志。

(5) 研究发现，皮肌炎的头皮瘙痒可能是神经性的，头皮活检可见小纤维神经病变的特征。

(6) 皮肌炎受累头皮的毛发镜表现：①扩张迂曲的毛细血管和丛状毛细血管，与甲毛细血管镜下的发现相关(图 26.2、图 26.3)；②毛周管型(图 26.2)；③毛囊间和毛囊周围色素沉着，对应界面皮炎引起的色素失禁(图 26.2)；④血管湖状结构(图 26.2)；⑤头皮苍白(图 26.2)。

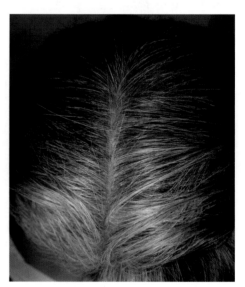

图 26.1 皮肌炎患者头皮的紫红色斑

图片由 Julio Jasso 医生提供。

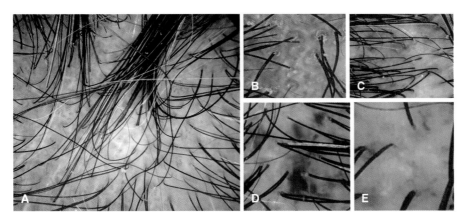

图 26.2 皮肌炎受累头皮的毛发镜表现

A. 皮肌炎患者头皮迂曲的毛细血管;B. 毛周管型;C. 毛囊间色素沉着;D. 血管湖状结构;E. 头皮苍白(×20)。图片由Julio Jasso 医生提供。

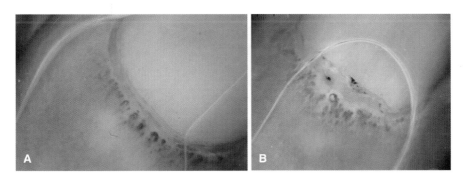

图 26.3 皮肌炎患者甲毛细血管镜检查示毛细血管丛状扩张,头皮有与之相关的相似血管模式(×20)

图片由 Julio Jasso 医生提供。

26.2 主要病理特征

对于皮肌炎头皮二分法标本,尽管水平切片也有特征性发现,但垂直切片依然是首选方式。

(1)垂直切面的病理特征如下。

① 真皮乳头层中度至显著的黏蛋白沉积,与皮肤镜观察到的皮肤苍白相对应(图 26.2、图 26.4)。

② 大量异常扩张的毛细血管,部分长度可达 1 mm,主要位于真皮乳头层,也可位于真皮网状层。

③ 表皮萎缩和角化过度(图 26.5)。

④ 界面皮炎,从局灶空泡变性伴色素失禁(图 26.6),到显著的空泡化损伤,导致连续性表真皮分离,形成广泛的裂隙(图 26.4)。

⑤ 基底膜增厚,其特征是勾勒表皮的均质状增厚的粉红色轮廓,可以呈节段性(50%)或局灶性(35%)(图 26.7)。

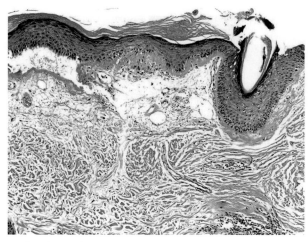

图 26.4　皮肌炎示真皮上部明显水肿和黏蛋白沉积，亦注意基底膜增厚的界面皮炎

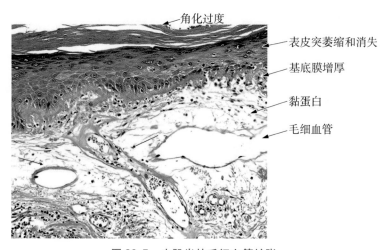

角化过度

表皮突萎缩和消失

基底膜增厚

黏蛋白

毛细血管

图 26.5　皮肌炎的毛细血管扩张

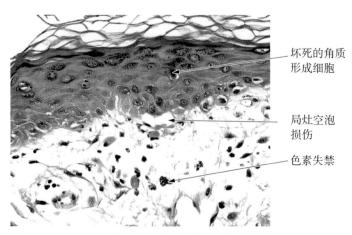

坏死的角质
形成细胞

局灶空泡
损伤

色素失禁

图 26.6　皮肌炎的界面皮炎

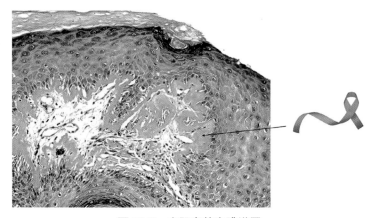

图 26.7 皮肌炎基底膜增厚

A. 节段性基底膜增厚(黑色箭头);B. 形似粉红色飘带。

⑥ 淋巴细胞浸润,可以是单独成簇的淋巴细胞,更多见的是血管周围和毛囊周围片状浸润,偶见沿小汗腺导管延伸(图 26.8)。

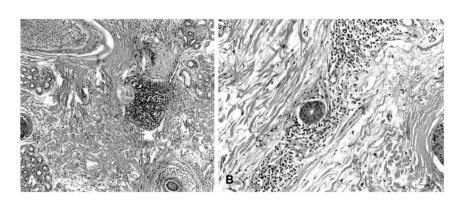

图 26.8 皮肌炎的淋巴细胞浸润

A. 淋巴细胞浸润呈淋巴滤泡样聚集;B. 血管周围片状浸润,偶见沿小汗腺导管延伸。

⑦ 可见中性粒细胞,大多数是单个细胞和核尘,见于真皮乳头层黏蛋白束内;真皮全层和毛囊周围可见单个分布的嗜酸性粒细胞(图 26.9)。

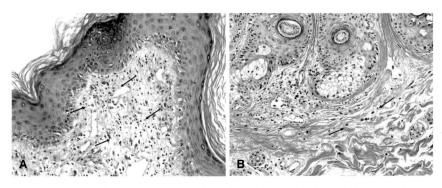

图 26.9 皮肌炎病变部位可见中性粒细胞(A,黑色箭头)伴核尘以及嗜酸性粒细胞(B,黑色箭头)

⑧ 大多数病例皮脂腺保留(见水平切片)。

⑨ 少见的发现,包括末端汗管颗粒层增厚(70%)(图 26.9A、图 26.10)、漏斗部颗粒层增厚(45%)(图 26.7)和局灶性角化不全(20%)。

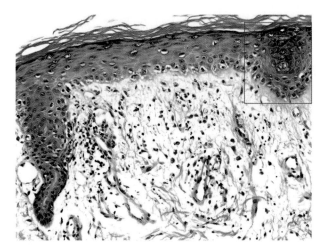

图 26.10　末端汗管颗粒层增厚

(2) 水平切面的病理特征如下。

① 真皮上部的黏蛋白表现为毛囊单位峡部及以上水平苍白疏松的基质;形成"黏液性蔓套"(20%的标本),黏蛋白表现为蔓套状疏松苍白的基质,单个毛囊单位周围在淋巴细胞浸润(图 26.11)。

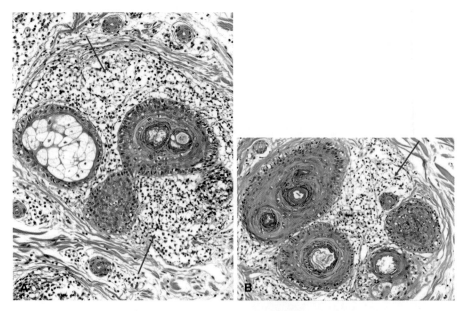

图 26.11　皮肌炎的毛囊周围黏液性蔓套

A、B. 皮肌炎头皮受累患者毛囊周围黏液性蔓套(单个毛囊单位周围有疏松苍白的基质伴散布的淋巴细胞浸润)。

② 界面皮炎：表现为峡部和漏斗部的毛囊上皮基底层空泡变性（图 26.12）。

基底膜增厚

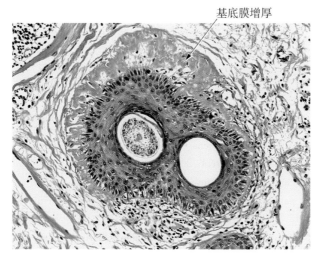

图 26.12　峡部毛囊上皮的界面皮炎
箭头所示为增厚的波浪状"粉红飘带样"基底膜。

③ 约 50％的病例可见毛囊上皮增厚的波浪状基底膜，呈"粉红色飘带"状（图 26.12）。

④ 总体上毛囊结构保留，毛囊单位分布规律（平均 11 个），81％有皮脂腺；一小部分病例可显示峡部水平皮脂腺呈蔓套状萎缩结构（图 26.13）。

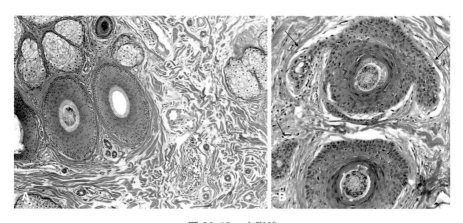

图 26.13　皮脂腺
A. 大多数病例皮脂腺完整；B. 一小部分病例皮脂腺萎缩。

⑤ 平均毛囊密度减少至 19.7 个，终毛/毳毛比为 4：1，休止期毛囊计数为 10.3％。

26.3　本章要点

（1）患者若出现紫红色、萎缩性银屑病样皮炎以及烧灼性瘙痒感，总是要排除皮肌炎。

（2）皮肌炎的头皮瘙痒，可以是副肿瘤性皮肌炎的一条线索。

（3）真皮内黏蛋白沉积（包括在毛囊周围呈蔓套状分布），以及毛细血管扩张，几乎普遍存在于皮肌炎的头皮活检标本中。

（4）脱发是非瘢痕性的，毛囊密度减少，水平切片中的毛囊计数与慢性休止期脱发的诊断最为一致。

26.4　拓展阅读

［1］Callen JP. Dermatomyositis. Lancet. 2000;355(9197):53-57.

［2］Cassano N, Amerio P, D'Ovidio R, Vena GA. Hair disorders associated with autoimmune connective tissue diseases. G Ital Dermatol Venereol. 2014;149:555-565.

［3］Jasso-Olivares J, Diaz-Gonzalez JM, Miteva M. Horizontal and vertical sections of scalp biopsy specimens from dermatomyositis patients with scalp involvement. J Am Acad Dermatol. 2018 Jun;78(6):1178-1184.

［4］Jasso-Olivares JC, Tosti A, Miteva M, Domminguez-Cherit J, Diaz-Gonzalez JM. Clinical and dermoscopic features of the scalp in 31 patients with dermatomyositis. Skin Appendage Disord. 2017;3:119-124.

［5］Lee, N, Yosipovitch G. The itchy scalp. In Miteva M, ed. *Alopecia*., 1st ed. Elsevier, 2018:219-228.

［6］Trueb RM. Involvement of scalp and nails in lupus erythematosus. Lupus. 2010;19(9):1078-1086.

（周丽娟　盛友渔 译）

线状硬斑病/刀劈状硬皮病

线状硬斑病/刀劈状硬皮病（linear morphea en coup de sabre，LMECDS）是一类累及头皮的带状硬皮病，形成类似于刀劈状的萎缩性瘢痕性脱发。

27.1　概述

（1）线状硬斑病通常影响年轻人（83％的患者年龄在25岁以下）。

（2）本病沿Blaschko线分布，表现为轻微隆起的红色斑块，并演变为前额和头顶部毗邻正中线的垂直线状白色带光泽的斑块。瘢痕性秃发和皮肤的受累，通常不超过眉毛（图27.1）。

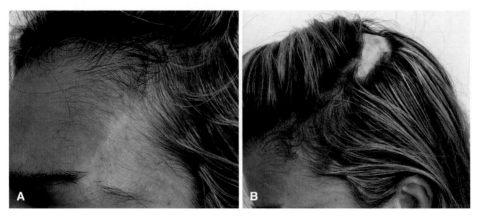

图27.1　年轻女性的线状硬斑病，延伸至左侧眉毛

A、B. 图片由 Rodrigo Pirmez 医生提供。

（3）变异型包括：两处线状病变，可以是同侧的或两侧的；同一侧累及顶部和枕部的三处线状病变。

（4）罕见的表现包括头顶后方的萎缩性斑片，此处沿Blaschko线呈螺旋状（图27.2），通常最终转变为线状斑块。

（5）线状硬斑病的鉴别诊断包括：呈线状病变的红斑狼疮、毛发扁平苔藓和头皮糜烂性脓疱性皮病，组织病理可帮助鉴别。

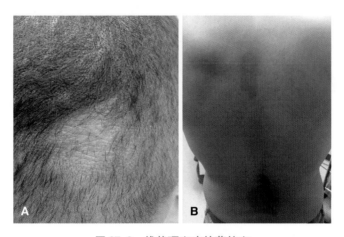

图 27.2　线状硬斑病的萎缩斑

A. 枕部头皮圆形萎缩的硬斑病斑片；B. 沿后背正中线分布的两块斑片。

（6）毛发镜下具有以下特征：白色皮肤表面毛囊开口缺失；散在的黑点征、断发、扭曲状发；病变外围粗短的线状和树枝状扭曲的血管，与红斑狼疮类似（图 27.3A）；纤维化束和小的白色斑片（图 27.3B）。

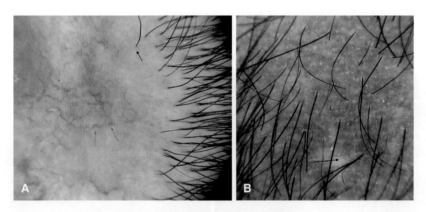

图 27.3　线状硬斑病的毛发镜表现

A. 皮肤镜显示病变周围树枝状迂曲的血管（蓝色箭头）和扭曲状发（黑色箭头）（图片由 Rodrigo Pirmez 医生提供）；B. 在一例萎缩性硬斑病中，可见白色纤维化束（蓝色箭头）和小的白色斑片（黑色箭头），注意也有断发（×20）。

27.2　主要病理特征

（1）在垂直切面上，由于最明显的表现是真皮硬化（真皮全层增厚、均质化的粉红色胶原），标本呈现方形（饼干模具征）（图 27.4）。

① 在硬化的胶原内，外泌汗腺萎缩和嵌套（外泌汗腺失去脂肪垫，错位于真皮内，而不是在真皮和皮下脂肪交界处）（图 27.5）。

② 脂肪组织被胶原替代。

③ 皮脂腺缺失，但保留立毛肌（图 27.5）。

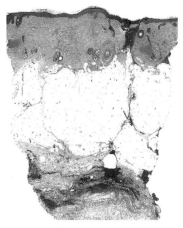

图 27.4　由于明显的真皮硬化,标本呈方形(饼干模具征),
注意真皮内错位的汗腺分泌部

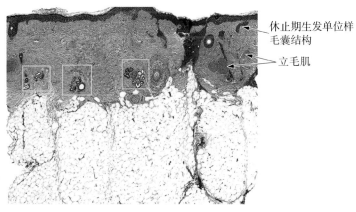

休止期生发单位样
毛囊结构

立毛肌

图 27.5　汗腺分泌部位于真皮网状层内,其变得萎缩,且脂肪垫消失

④ 可见毛囊起源的柱状细长的萎缩性上皮结构(图 27.6、图 27.7),这些结构很可能出自硬化基质对毛囊的挤压作用,导致毛发周期停滞。

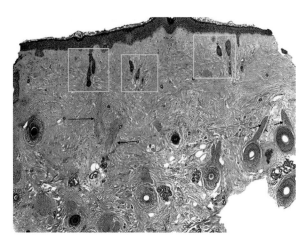

图 27.6　萎缩的毛囊上皮结构(方框),孤立的立毛肌(箭头),
以及增厚的硬化性基质中错位的汗腺分泌部

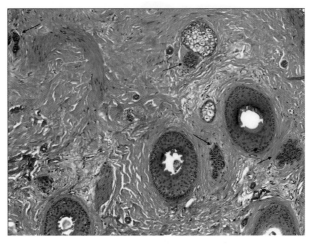

图 27.7　休止期生发单位样毛囊结构(黑色箭头)和立毛肌(黄色箭头)

（2）水平切面上，标本呈轮廓分明的椭圆形/圆形（横切面的饼干模具征）（图 27.8）。

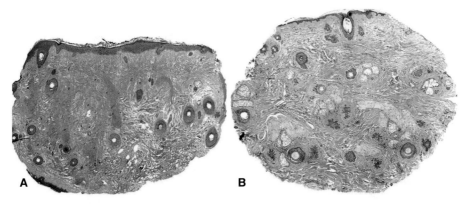

图 27.8　线状硬斑病头皮活检的水平切面，由于硬化性基质的收缩，呈鲜明的椭圆形

（3）可见毛囊起源的萎缩性上皮结构，在水平切面上类似于休止期生发单位（图 27.9）。

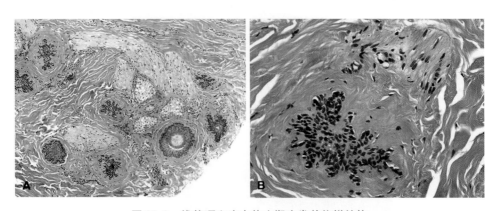

图 27.9　线状硬斑病中休止期生发单位样结构

（4）亦可见神经周围淋巴细胞和浆细胞浸润，延伸至皮下组织和筋膜（至少半数的硬斑病皮损内可见神经周围的炎症）（图 27.10）。

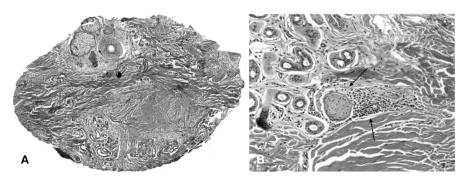

图 27.10　神经周围炎症

A. 另一个病例呈轮廓分明的椭圆形，可见硬化的基质、嵌套的汗腺分泌部，以及休止期生发单位样结构；B. 注意神经周围淋巴细胞浸润。

27.3　本章要点

由于休止期生发单位样结构的数目增多，早期病例（尤其在水平切片上）可类似于斑秃的亚急性阶段。在这种情况下，轮廓分明的标本、嵌套的汗腺分泌部，以及由增厚胶原束组成的显著的粉红色基质都是线状硬斑病/刀劈状硬皮病的线索（图 27.11）。

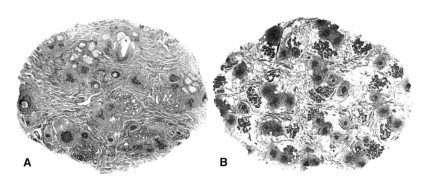

图 27.11　早期线状硬斑病

A. 水平切面；B. 在低倍镜下可类似于斑秃。

27.4　拓展阅读

［1］ Goh C, Biswas A, Goldberg LJ. Alopecia with perineural lymphocytes: a clue to linear scleroderma en coup de sabre. J Cutan Pathol. 2012;39:518 - 520.

［2］ Pierre-Louis M, Sperling LC, Wilke MS, Hordinsky MK. Distinctive histopathologic findings in linear morphea (en coup de sabre) alopecia. J Cutan Pathol. 2013;40:580 - 584.

［3］Saceda-Corralo D, Nusbaum AG, Romanelli P, Miteva M. A case of circumscribed scalp morphea with perineural lymphocytes on pathology. Skin Appendage Disord. 2017;3:175－178.

［4］Saceda-Corralo D, Tosti A. Trichoscopic features of linear morphea on the scalp. Skin Appendage Disord. 2018;4(1):31－33. doi:10.1159/000478022

（赵俊 译）

28

头发和头皮感染

28.1 头癣

头癣(tinea capitis，TC)是头皮和头发的皮肤癣菌感染,具有传染性。

28.1.1 概述

(1) 头癣的主要病原体有两种:毛癣菌(亲人性)和小孢子菌(亲动物性)。

(2) 真菌入侵毛发的方式可分为发外型(皮肤癣菌在毛囊内生长,真菌孢子覆盖在毛干外部,毛小皮被破坏)、发内型(皮肤癣菌侵入并在毛干内生长,真菌孢子位于毛干中,毛小皮完整),以及黄癣型(毛发基底部菌丝成簇,毛干内空隙,形成特征性的杯状黄痂,称为黄癣痂)。发外感染(犬小孢子菌)可能迅速传播,发内感染(断发毛癣菌)和黄癣(许兰氏毛癣菌)的传染性较低。

(3) 头癣最常影响青春期前的儿童。在美国,最常见于女童,95%由断发毛癣菌引起;犬小孢子菌是许多地中海国家的主要致病菌。

(4) 3 种最常见的临床类型如下。

非炎症性黑点征型:由发内感染导致毛发在头皮表面或者头皮下断裂,脱发斑片内出现黑点征;临床表现类似斑秃和拔毛癖(图 28.1A、B)。

非炎症性脂溢性皮炎型:弥漫或局灶性细小的白色黏着性鳞屑,类似于头皮屑,无脱发(图 28.1C)。

脓癣或炎症性头癣:一个或多个触痛性、炎症性、有波动感的脱发性结节,表面有脓疱,可演变成瘢痕性脱发(图 28.1D)。有些可能与头皮穿掘性蜂窝织炎无法区分,特别是当其出现在成人且临床上类似于毛囊炎或头皮穿掘性蜂窝织炎时。使用所有检查手段,如 KOH 制片镜检、毛发镜检查、组织病理或真菌培养对正确诊断是必要的。

(5) 毛发镜可见以下毛干异常:断发、螺旋状发、逗号样发、条形码样发、锯齿状发和黑点征(图 28.2,图 28.3)。

(6) 逗号样发对头癣而言是特异性的,在高加索人和非洲裔美国人中均有报道,而螺旋状发是非洲裔美国人独有的,但也可见于外胚层发育不良。逗号样发是黑色的短发,颜色均匀、粗细一致且斜线分明,而在斑秃中则是环形发,更细更长,呈规律的扭曲发,末端呈锥形(见第 1 章和第 8 章)。

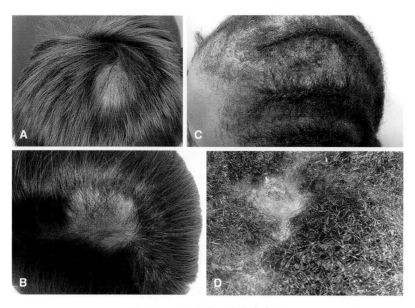

图 28.1　头癣的 3 种临床类型

A、B. 非炎症性黑点征型；C. 非炎症性脂溢性皮炎型；D. 炎症性头癣（脓癣）。

（7）若发现逗号样发，则无需对患儿进行活检（图 28.2、图 28.3）。

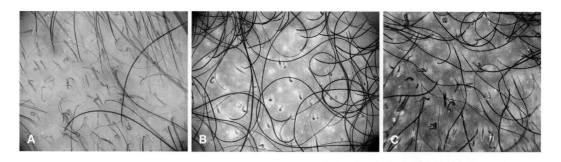

图 28.2　逗号样发

A. 一例高加索男孩的逗号样发；B、C. 两例非洲裔美国女孩的逗号样发。

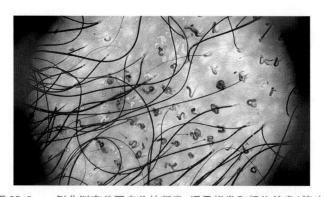

图 28.3　一例非洲裔美国患儿的断发、逗号样发和螺旋状发（箭头）

28.1.2　主要病理特征

（1）在由发外感染引起的头癣中，菌丝和孢子覆盖在毛干表面，导致毛小皮破坏。

（2）在由发内感染引起的头癣中，毛干内部仅被圆形及盒状的分节孢子侵入，而不是菌丝。在非洲裔美国患者中，毛干在凹侧进一步弯曲，病理上也呈逗号状（图 28.4）。

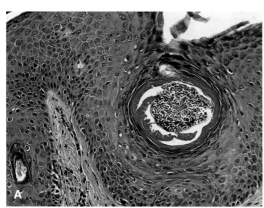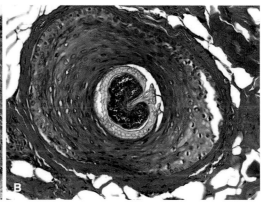

图 28.4　毛干内的真菌孢子

A. 注意完整的毛小皮（黑色箭头）；B. 非洲裔美国人头发中的毛干在凹侧进一步弯曲，形成逗号状。

（3）在炎症性头癣（脓癣）处有密集的混合性细胞炎症浸润，包括中性粒细胞、浆细胞、嗜酸性粒细胞、淋巴细胞、组织细胞和巨细胞（化脓性肉芽肿性毛囊炎）（图 28.5、图 28.6）。特殊染色的假阴性率高达 50%，为发现阳性的毛干，需要很多的切面（图 28.7）。头癣的脓肿型炎症常占据整个标本，从皮下脂肪组织到毛囊漏斗部。

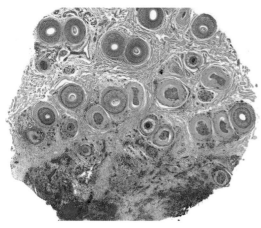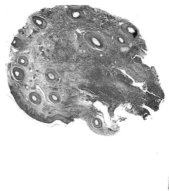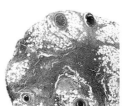

图 28.5　炎症性头癣显示脓肿样致密炎症细胞浸润，以及明显向休止期转化

图 28.6　一例炎症性头癣患者，炎症从皮下组织到表皮

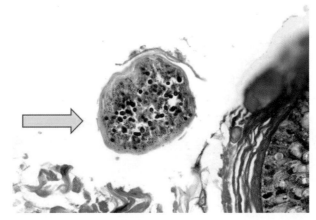

图 28.7　经过大量深切片和 PAS 染色,发现单根毛干真菌孢子呈阳性

28.1.3　要点

(1) 由于炎症反应重,在炎症性头癣中可能遗漏或难以找到逗号样发,应该在有波动感的炎症性斑块周边寻找,并在此处行活检(图 28.8)。

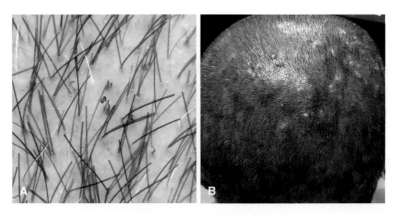

图 28.8　一例脓癣患者

A. 在有波动感的斑块和结节外围找到逗号样发;B. 被选为活检部位。

(2) 头皮伍德灯检查是一种简易的头癣筛查工具:小孢子菌属呈绿色荧光,毛癣菌属没有荧光。

(3) 对于有显著炎症细胞浸润的活检标本,需排除毛囊炎、头癣和头皮穿掘性蜂窝织炎,应进行大量(甚至整个蜡块)的切片并行真菌染色,以寻找受累的毛干。

28.2　梅毒

梅毒是由苍白螺旋体引起的系统性传染病。梅毒性脱发(syphilitic alopecia,SA)是二期梅毒的少见临床表现,但也可以是该病的唯一表现。

28.2.1 概述

（1）梅毒性脱发的临床表现可模仿多种毛发疾病，包括斑秃、拔毛癖、毛发扁平苔藓、头癣和休止期脱发。

（2）梅毒性脱发分为两种类型。

症状性梅毒性脱发，表现为头皮皮损与在皮肤上的二期梅毒疹一致，通常是丘疹鳞屑性改变（图28.9）。

原发性梅毒性脱发的特点是脱发，头皮上没有可见的梅毒皮损。有3种形式（图28.10）：①虫蚀状或斑片状脱发，其特征是头皮上出现小的不规则分布的脱发斑；②弥漫性脱发，其特征是类似休止期脱发样的弥漫性头发脱落，可在感染的任何时期出现，也可能是梅毒仅有的早期症状之一；③混合形式（同时存在弥漫性脱发和虫蚀状脱发）。

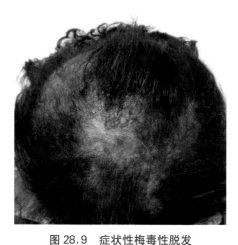

图28.9 症状性梅毒性脱发

注意局限在青斑样红色丘疹（扁平苔藓样皮损）区域内的弥漫性脱发。图片由 Giselle Martins 博士提供。

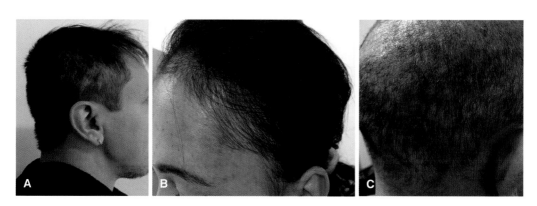

图28.10 原发性梅毒性脱发的3种形式

A. 虫蚀状斑片状脱发；B. 弥漫性休止期脱发样头发脱落；C. 混合形式，斑片状和弥漫性脱发。图片由 Giselle Martins 医生提供。

（3）通过血清学检查［快速血浆试验（rapid plasma regain card test，RPR）和梅毒螺旋体血凝试验（Treponema pallidum hemagglutination test，TPHA）］明确诊断。毛发镜和病理检查可用作辅助诊断手段，但它们的特点多半是非特异性的。

（4）在虫蚀状梅毒性脱发的毛发镜检查中可见：①黑点征，局灶性无毛，毛干色素减退，脱发斑片中央的黄点征伴外围少数黑点征（图28.11A）；②一些患者终毛数量减少，这是虫蚀状梅毒性脱发毛发密度降低的主要原因（图28.11B）；③在虫蚀状斑片的外围可发现锥形发，表现为单弯或双弯。

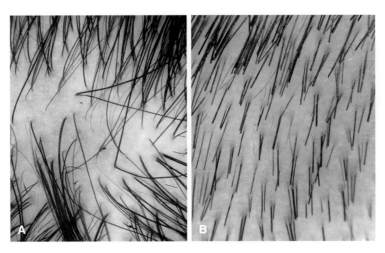

图 28.11　虫蚀状梅毒性脱发的毛发镜检查

A. 虫蚀状斑片外围的黑点征；B. 终毛数量减少（×20）。图片由 Giselle Martins 医生和 Susana Ruiz-Tagle 医生提供。

28.2.2　主要病理特征

（1）虫蚀状梅毒性脱发与急性期斑秃在病理上可能无法区分。

（2）生长期毛囊数量减少，退行期和休止期毛囊数量增加，对应于毛发镜下终毛数量减少和（或）黑点征（图 28.12）。

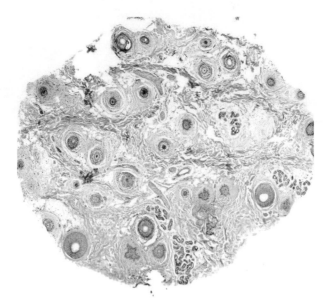

图 28.12　虫蚀状梅毒性脱发示休止期毛发和毳毛计数增加

（3）毛球周围淋巴细胞浸润，漏斗部开口增宽，可见色素管型（图 28.13）。

（4）炎症浸润中浆细胞的存在不作为必需的诊断标准，因为可能没有浆细胞或检查时被遗漏（图 28.14）。

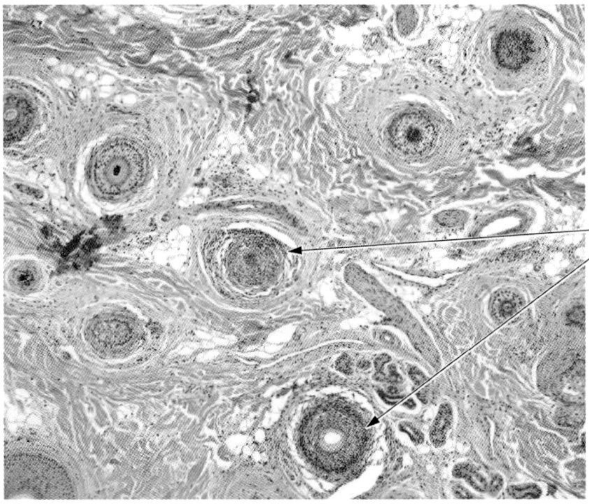

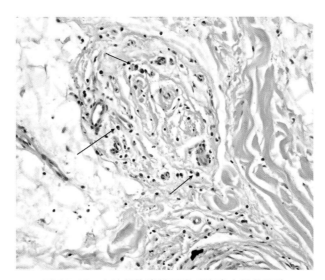

"蜂拥状"
炎症细胞
浸润

图 28.13 在高倍镜下可见"蜂拥状"淋巴细胞浸润，类似在斑秃中观察到的情况

图 28.14 虫蚀状梅毒性脱发毛囊索中的浆细胞

28.2.3 要点

（1）由于梅毒性脱发的组织学表现与斑秃（虫蚀状梅毒性脱发）或休止期脱发（弥漫性梅毒性脱发）无法区分，因此病理上如怀疑该诊断，需做血清学检测确认。

（2）在 1/3 的活检标本中找不到浆细胞。

（3）应在毛囊索中寻找浆细胞（图 28.14）。

28.3 带状疱疹

头皮带状疱疹（herpes zoster，HZ）感染可表现为局灶性或皮节区毛囊炎，导致相关的非瘢痕性或瘢痕性脱发。

28.3.1　概述

（1）头皮带状疱疹可表现为红色丘疹、斑块，无水疱和结痂（与皮肤上的带状疱疹相比）（图 28.15）；诊断的线索是皮疹按皮节分布，不影响正中线，并伴有疼痛（若是 Rumsey-Hunt 综合征，则为单侧耳痛）。

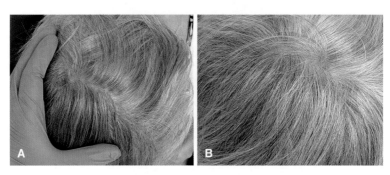

图 28.15　头皮带状疱疹

A、B. 患者头皮内境界不清的红色斑块，不影响正中线，伴有同侧耳痛，注意没有水疱和结痂。

（2）一些研究报告了斑秃和带状疱疹感染的相关性，在某些情况下，脱发先于带状疱疹感染发生，反之亦然。一项来自中国台湾的基于人群的大型研究报告称，若先前 3 年内诊断过斑秃，之后感染带状疱疹的概率增加，这背后的假设是斑秃患者炎症增加、精神压力高，水痘-带状疱疹病毒重新激活。

（3）毛发镜下可见非特异性特征：粗大、扩张的血管伴充血（对应血管炎样改变）、空点征（对应毛囊上部坏死的上皮）和黄斑（对应角质形成细胞气球样变性的上皮改变）（图 28.16）。

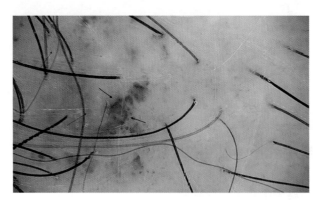

图 28.16　扩张的血管（与附近的正常环状血管相比）伴充血（黑色箭头），空点征（蓝色箭头）和黄斑（红色箭头）

28.3.2　主要病理特征

（1）必须做垂直切片，以便对表皮进行评估。

（2）表皮内水疱，角质形成细胞气球样变性，核呈蓝灰色，棘层松解的多核角质形成细胞，坏死范围从单个坏死的角质形成细胞到大范围明显坏死(图 28.17、图 28.18)。

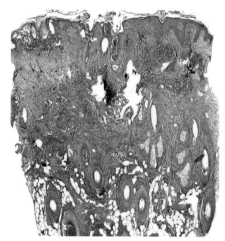

图 28.17　头皮带状疱疹:表皮内水疱,显著的浅、深丛血管周围和毛囊周围炎症浸润

(3) 毛囊和血管周围致密的淋巴细胞和中性粒细胞浸润,导致白细胞破碎性血管炎(图 28.17~图 28.19)。

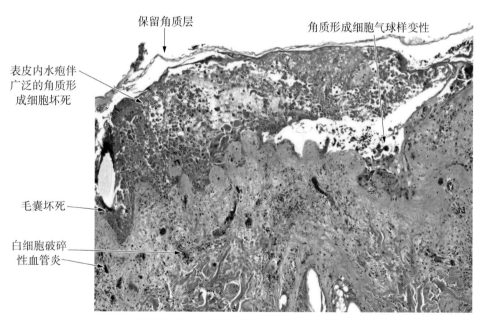

保留角质层

角质形成细胞气球样变性

表皮内水疱伴广泛的角质形成细胞坏死

毛囊坏死

白细胞破碎性血管炎

图 28.18　高倍镜下典型的带状疱疹特征

(4) 在毛囊上部水平,毛囊上皮可以呈灶性甚至完全坏死——水痘-带状疱疹病毒通过有髓神经到达分布的皮节,其末梢在毛囊峡部周围,该处是皮脂腺的入口(图 28.19)。

(5) 在毛囊下部水平,毛囊上皮不显示坏死,而是毛球周围"蜂拥状"浸润,与急性斑秃的浸润非常相似(图 28.20)。

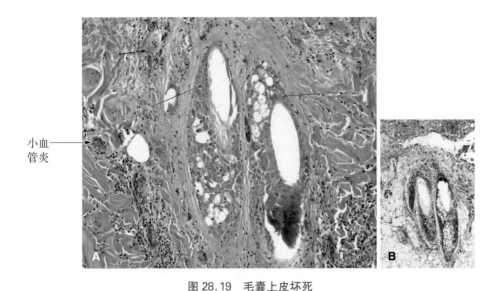

小血
管炎

图 28.19　毛囊上皮坏死

A. 毛囊上皮和皮脂腺完全坏死(红色箭头);B. 抗水痘-带状疱疹病毒免疫组化抗体呈强阳性。

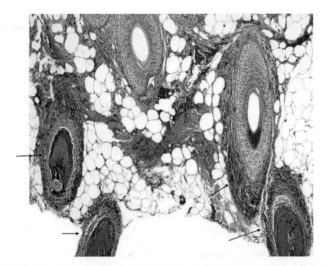

图 28.20　带状疱疹毛球周围的炎症,类似于斑秃的"蜂拥状"浸润

（6）浸润也可见于血管周围或弥漫分布,可能围绕皮肤神经并引起白细胞破碎性血管炎（图 28.17～图 28.19）。

（7）抗水痘-带状疱疹病毒免疫组化抗体呈强阳性（图 28.19）。

28.3.3　要点

（1）毛囊皮脂腺单位是带状疱疹靶向的第一个皮肤上皮结构（这就是为什么早期的带状疱疹仅呈红色斑块）。单纯疱疹和水痘则相反,发病时表皮受累占主导（因此,它们总伴有水疱）。

（2）由于没有水疱/大疱来进行 Tzanck 试验,因此头皮活检对于诊断至关重要。在这类情况下，其他诊断工具包括共聚焦显微镜，可以检测病变中气球样变的角质形成细胞。

28.4 拓展阅读

［1］Arenas R, Toussaint S, Isa-Isa R. Kerion and dermatophytic granuloma. Mycological and histopathological findings in 19 children with inflammatory tinea capitis of the scalp. Int J Dermatol. 2006;45:215 – 219.

［2］Baek JH, Hong KC, Lee DY, Kim MS, Lee UH, Park HS. Alopecia areata associated with herpes zoster. J Dermatol. 2013;40(8):672.

［3］Bi MY, Cohen PR, Robinson FW, Gray JM. Alopecia syphilitica-report of a patient with secondary syphilis presenting as moth-eaten alopecia and a review of its common mimickers. Dermatol Online J. 2009;15:6.

［4］Boer A, Herder N, Winter K, Falk T. Herpes folliculitis: clinical, histopathological, and molecular pathologic observations. Br J Dermatol. 2006;154(4):743 – 746.

［5］Chen CH, Wang KH, Hung SH, Lin HC, Tsai MC, Chung SD. Association between herpes zoster and alopecia areata: a population-based study. J Dermatol. 2015;42(8):824 – 825.

［6］Lacarrubba F, Verzì AE, Musumeci ML, Micali G. Early diagnosis of herpes zoster by handheld reflectance confocal microscopy. J Am Acad Dermatol. 2015 Dec;73(6):e201 – e203.

［7］Miletta NR, Schwartz C, Sperling L. Tinea capitis mimicking dissecting cellulitis of the scalp: a histopathologic pitfall when evaluating alopecia in the post-pubertal patient. J Cutan Pathol. 2014 Jan;41 (1):2 – 4. doi:10.1111/cup.12270.

［8］Piraccini BM, Broccoli A, Starace M, et al. Hair and scalp manifestations in secondary syphilis: epidemiology, clinical features and trichoscopy. Dermatology. 2015;231(2):171 – 176.

［9］Slowinska M, Rudnicka L, Schwartz RA, Kowalska-Oledzka E, Rakowska A, Sicinska J, et al. Comma hairs: a dermoscopic marker of tinea capitis: a rapid diagnostic method. J Am Acad Dermatol. 2008;59(5 Suppl):S77 – S79.

（齐思思　盛友渔 译）

29

一组少见疾病的头皮表现

本章旨在为读者提供一些少见脱发疾病的临床和显微镜下表现和要点,这些疾病不在其他章节的范围内。

29.1 结节病

结节病是一种系统性肉芽肿性疾病,头皮很少单独受累,常伴发其他皮肤或系统损害。

临床上,伴随结节病的脱发可以是瘢痕性或非瘢痕性的,局限在红斑、鳞屑、隆起性斑块和结节的区域(图 29.1)。

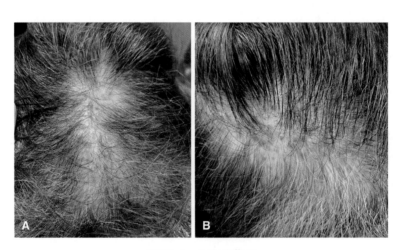

图 29.1　头皮结节病

A、B. 头皮结节病表现为橘黄色斑疹和丘疹。该患者伴发雄激素性脱发。

皮损常类似于盘状红斑狼疮或毛囊炎。

毛发镜示毛囊及其周围有黄色至淡橘色圆形斑点(图 29.2),头发密度降低,毛囊开口缺失,营养不良发和毛细血管扩张。

组织病理应在垂直切面评估。

(1) 结节病样肉芽肿,由上皮样组织细胞组成,绕以淋巴细胞,遍布真皮乳头层和真皮中部,是具有诊断意义的;苔藓样肉芽肿是结节病的诊断线索(图 29.3、图 29.4)。

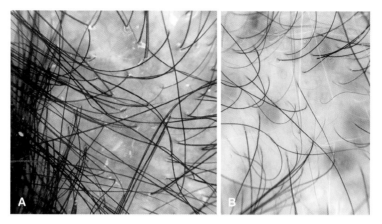

图 29.2　头皮结节病的毛发镜表现

A、B. 两例结节病患者在弥漫性红斑背景上的橘黄色斑点(×20)。

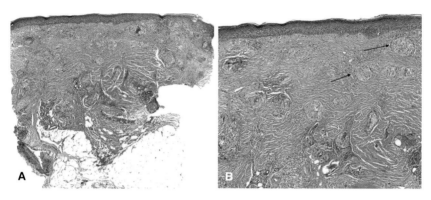

图 29.3　头皮结节病：苔藓样上皮样肉芽肿

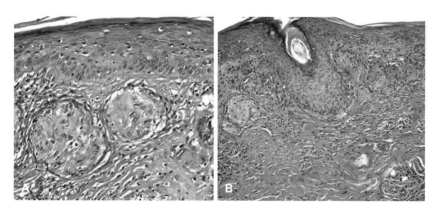

图 29.4　结节病样肉芽肿紧邻真表皮交界处(A)以及毛囊上皮(B)

（2）其他学者报道的水平切面显示，在峡部水平可见毛囊单位被肉芽肿破坏，以及散在的微小化生长期毛囊被上皮巨细胞包绕。

（3）在高达 77% 的皮肤结节病活检标本中描述了双折射异物，推测异物可能是肉芽肿形成的源头（图 29.5）。

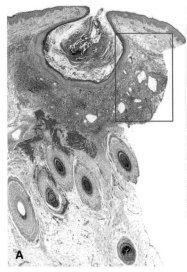
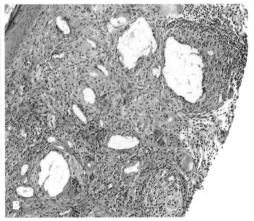

图 29.5　头皮结节病肉芽肿内的双折射异物

A、B. 扩张的毛囊漏斗部伴结节病样肉芽肿，呈苔藓样形式，注意肉芽肿内的双折射异物。

头皮结节病常伴发系统性肺部受累。

寻找面部以及身体的其他病变，因为这可为诊断提供线索。

29.2　淀粉样变性

淀粉样变性的特征是淀粉样物质在细胞外沉积，在获得性系统性淀粉样变性（acquired systemic amyloidosis，AL 型）中的沉积物是单克隆轻链免疫球蛋白，而在反应性系统性淀粉样变性（reactive systemic amyloidosis，AA 型）和野生型甲状腺素转运蛋白型淀粉样变性中的沉积物是非免疫球蛋白性急性期蛋白。

系统性淀粉样变性的脱发可累及任何毛发生长区，范围从孤立的非瘢痕性脱发（斑片状或弥漫性）至普秃（图 29.6）。患者皆有一定程度的浆细胞异常，包括多发性骨髓瘤。

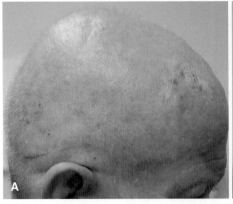
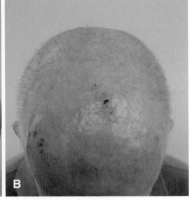

图 29.6　一例多发性骨髓瘤患者系统性淀粉样变性合并普秃

毛发镜下显示毛周鲑鱼色晕,可以没有发干或者具有终毛和毳毛、黑点征和(或)断发(图29.7)。光晕对应着毛囊结构周围淀粉样蛋白沉积部位,可导致毛囊萎缩和毛发周期停滞(图29.7)。

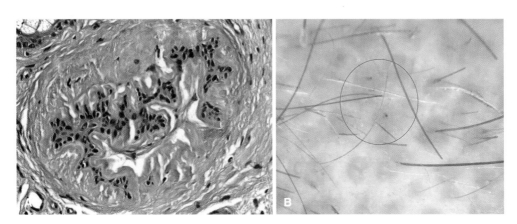

图29.7 淀粉样变性的毛发镜表现

A. 萎缩的毛囊结构,受外围淀粉样物质压迫;B. 对应于毛发镜下的营养不良发,绕以鲑鱼色粉红晕。

病理特征如下。

(1)水平切面:毛囊结构存在,具有完整的皮脂腺(图29.8)。

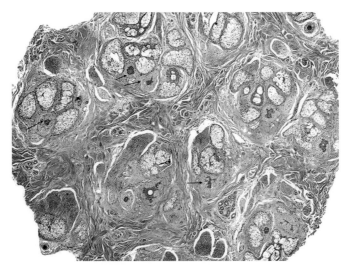

图29.8 水平切面示皮脂腺完整(蓝色箭头)和休止期生发
单位样萎缩性毛囊结构(黑色箭头)

(2)持续存在的休止期生发单位,仅伴少量生长期毛囊(可视为毛发周期停滞的标志),类似于线状硬斑病/刀劈样硬皮病和化疗后永久性脱发中所见(图29.7、图29.8)。

(3)毛囊结构周围可见均质化嗜伊红淀粉样蛋白沉积(图29.9)。

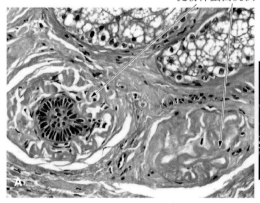

淀粉样蛋白沉积

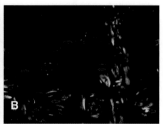

偏振光下的刚果红染色

图 29.9　淀粉样蛋白沉积

A. 胶原蛋白或黏蛋白在毛囊及其周围沉积,引起毛囊机械性收缩,可最终导致生长期停滞;B. 刚果红染色在偏振光下凸显,呈苹果绿色。

29.3　头皮 Brunsting-Perry 瘢痕性类天疱疮

头皮 Brunsting-Perry 瘢痕性类天疱疮(Brunsting-Perry cicatricial pemphigoid,BPCP)是一种罕见的疾病,是黏膜类天疱疮(mucous membrane pemphigoid,MMP)的一种类型,由 Brunsting 和 Perry 于 1957 年首次阐述。

7%的 MMP 患者发生 BPCP,几乎不累及黏膜。

已发现的多种靶抗原包括:BP 抗原 1 和 2(BP230 和 BP180),层粘连蛋白 5、322 和 311,Ⅶ型胶原,以及 β4 整合素亚单位。

临床表现为表皮下水疱,随后出现瘢痕性脱发(图 29.10、图 29.11)。头皮的水疱累及透明层及其下方,炎症位于毛囊的上部(毛囊永久部)和毛囊之间的表皮,进而导致瘢痕性脱发。

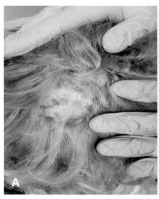
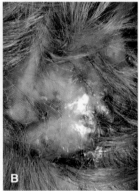
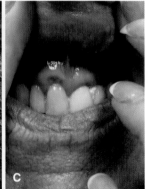

图 29.10　BPCP 的瘢痕性脱发

A、B. Brunsting-Perry 瘢痕性类天疱疮显示头皮上瘢痕性脱发区伴痂;C. 牙龈黏膜局灶受累。

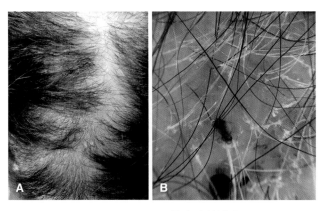

图 29.11　BPCP 的瘢痕性脱发

A. 另一例轻微的 Brunsting-Perry 瘢痕性类天疱疮患者，表现为局灶水疱和结痂，导致瘢痕性脱发；B. 毛发镜检查示非特异性的红斑和血痂（×20）。该患者按毛发扁平苔藓治疗多年。

　　然而，BPCP 只导致一小部分患者脱发。这种选择性背后的理论包括缺乏抗体-抗原的靶向结合或者不同患者对结合后的瘢痕反应不同。

　　毛发镜无特异性表现，主要是用于排除其他类型的瘢痕性脱发，如毛发扁平苔藓和脱发性毛囊炎（图 29.11）。

　　诊断应取皮损周围皮肤或未受累颊黏膜，行直接免疫荧光检查，真表皮交界处 IgG、C3 呈线性沉积则明确诊断。

　　病理特征如下。

　　（1）表皮下裂隙（图 29.12）。

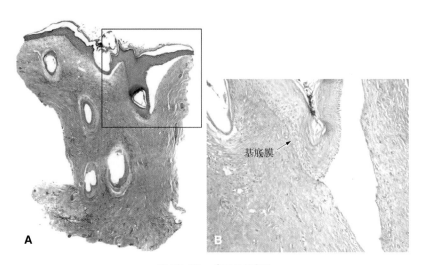

基底膜

图 29.12　表皮下裂隙

A、B. 可见表皮下裂隙。低倍镜下，标本可能被误诊为毛发扁平苔藓，因为有类似的毛周纤维化和苔藓样浸润。裂隙可被误认为是制片所致。

　　（2）水肿，真皮内不同形式的炎症浸润（淋巴细胞、组织细胞、浆细胞、嗜酸性粒细胞），通常为苔藓样浸润，而毛周类型有毛周纤维化和峡部水平的苔藓样浸润（图 29.12、图 29.13）。

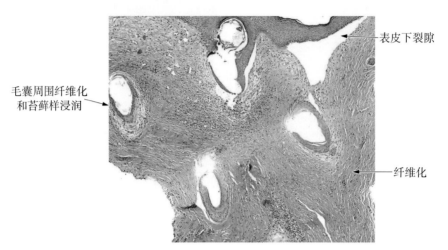

图 29.13 BPCP,注意毛周纤维化和苔藓样浸润

（3）皮脂腺缺失（图 29.13）。

（4）真皮纤维化（图 29.14、图 29.15）。

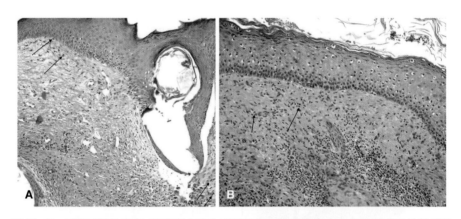

图 29.14 两例 BPCP 患者,可见真皮乳头层纤维化和紧靠真表皮交界处的嗜酸性粒细胞

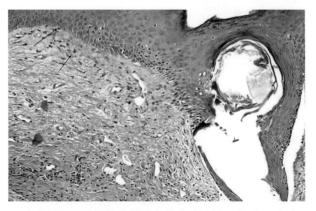

图 29.15 高倍镜下可见纤维化基质中的嗜酸性粒细胞,靠近真表皮交界处

（5）若临床的排除诊断未提及 BPCP，则裂隙可能被误认为是制片造成的，HE 染色下可能被漏诊。若发现真皮纤维化以及紧靠真表皮交界处的嗜酸性粒细胞，应警惕 BPCP，报告中应建议行直接免疫荧光检查（图 29.15）。

29.4 美塑疗法相关性脱发

美塑疗法（中胚层疗法）是指向中胚层注射维生素、药物和顺势疗法制剂、植物提取物和其他成分的治疗方法。例如，向头皮内注射含度他雄胺、生物素和吡哆醇等成分的中胚层溶液。

需要强调的是，美国食品药品监督管理局（Food and Drug Administration，FDA）尚未批准任何美塑疗法的适应证，而美国疾病预防控制中心建议应仅注射 FDA 批准的产品，这些产品应按照 FDA 生产质量规范的指南来制备，以确保无菌性。

尚无相关数据来证实美塑疗法治疗脱发的有效性和安全性。

报道的不良反应包括急性斑片状脱发、多灶性头皮脓肿伴皮下脂肪坏死，以及瘢痕性脱发（图 29.16、图 29.17）。

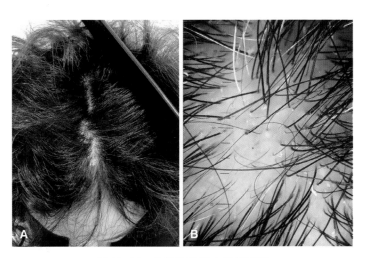

图 29.16 美塑疗法后小片状脱发

A. 美塑疗法后出现小片状脱发；B. 毛发镜示黑点征，终毛数量减少。图片由 David Saceda Corralo 医生提供。

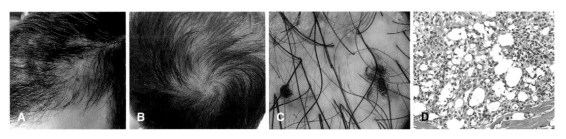

图 29.17 美塑疗法后炎性痛性结节

A、B. 一名患者注射外用药物溶液（含硅酮聚合物）后突然出现炎症性疼痛结节；C. 毛发镜示非特异性血痂和红斑（×20）；D. 组织病理证实为硅胶肉芽肿。图片由 Giselle Martins 医生和 Ana Leticia Boff 医生提供。

病理特征如下。

（1）非特异性的毛囊漏斗部周围淋巴细胞浸润，切勿误认为是毛发扁平苔藓的苔藓样浸润（图 29.18）。

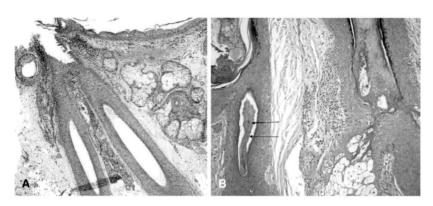

图 29.18　美塑疗法后脱发的病理表现

A. 美塑疗法后脱发，非特异性的毛囊漏斗部周围淋巴细胞浸润，未见毛周纤维化。皮脂腺完整；B. 注意扭曲的毛干（毛发软化，黑色箭头）。

（2）向退行期/休止期转化伴毛发软化，此图像与拔毛癖和压力诱导性脱发难以区分，也见于填充物诱导的脱发（图 29.18、图 29.19）。

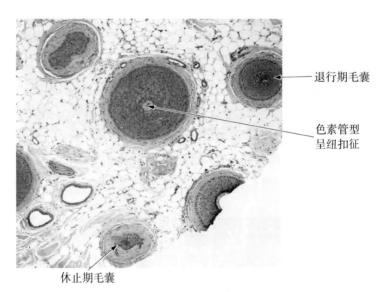

退行期毛囊

色素管型
呈纽扣征

休止期毛囊

图 29.19　突然向退行期/休止期转化伴色素管型，此图像与拔毛癖或压力
诱导性脱发难以区分（亦已有填充物诱导性脱发的报道）

（3）尚不清楚这些发现是注射物直接导致的突然凋亡和炎症（引起向退行期转化），还是血管内注射物质过量间接导致压迫（引起毛发软化），抑或两者都起作用。

29.5　化疗后永久性脱发

化疗后永久性脱发(permanent alopecia after chemotherapy，PAAC)是一种破坏性的、不可逆的脱发形式,大多报道见于使用白消安(经历造血干细胞移植)和多西他赛(接受乳腺癌治疗)的患者。

研究显示,接受芳香化酶抑制剂或他莫昔芬治疗的患者有更严重的脱发趋势。

骨髓移植前接受白消安治疗的 263 名儿童中,PAAC 的发生率为 16%,而接受多西他赛治疗的 245 名乳腺癌患者中,PAAC 的发生率为 23.3%。

白消安预处理和急性移植物抗宿主病是发生 PAAC 的独立风险因素。

大多数患者的头发密度显著降低(弥漫性脱发),变细、稀疏且短(抱怨头发不生长),大多数患者选择戴假发;有 3 种临床模式:①重度弥漫性;②头顶部毛发大多明显变细(雄激素依赖区域);③弥漫性和斑片状(图 29.20)。

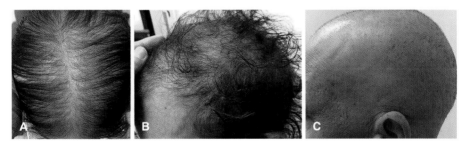

图 29.20　3 例既往头发正常的女性,在骨髓移植前接受白消安治疗,化疗后出现永久性脱发

A. 重度弥漫性脱发;B. 斑片状和弥漫性脱发;C. 普秃样重度弥漫性脱发。

眉毛和睫毛脱落少见。

毛发镜表现为非特异性:黄点征、空毛囊、毛干粗细不一和再生短发(图 29.21)。

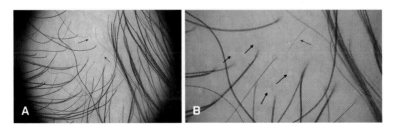

图 29.21　化疗后永久性脱发的毛发镜表现

化疗后永久性脱发患者的头皮空点(黑色箭头)和再生短发(红色箭头)。A. ×40;B. ×60。

组织病理呈非特异性,诊断需结合临床,评估用水平切片。

总体而言,PAAC 呈非瘢痕性模式,保留一定数量的毛囊单位;可有毛囊脱失区域,是真皮内的非循环性毛囊索导致的,而纤维化束往往缺失(图 29.22、图 29.23)。

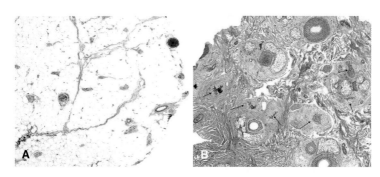

图 29.22　化疗后永久性脱发的病理表现

A.脂肪组织变空,毛囊索增加;B.总体保留毛囊结构,皮脂腺正常,但大多数毛囊被毳毛毛囊和休止期生发单位样毛囊结构所替代(黑色箭头)。

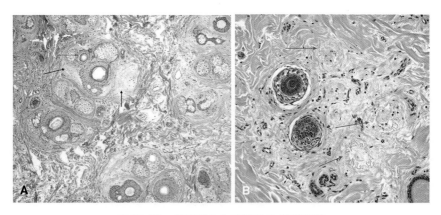

图 29.23　化疗后永久性脱发的病理表现

A.化疗后永久性脱发中可见局灶毛囊脱失(黑色箭头),毳毛毛囊数量增加(红色箭头);B.注意真皮内透明样变的非循环性毛囊索(红色箭头)。

　　毛发计数显示终毛毛囊数量减少,休止期毛囊计数增加,微小化毳毛样毛囊数量增加,终毛/毳毛比约为1∶1(图29.22、图29.23)。

　　毛囊上皮呈分枝状:一些病例可见成组的休止期生发单位样结构(图29.24)。

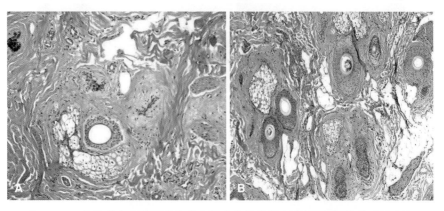

图 29.24　化疗后永久性脱发中休止期生发单位样毛囊的数量增加,成组分布

真皮网状层和皮下组织中的毛囊索数量增加(图 29.22、图 29.23)。

对患者和临床医生而言,报告毛囊计数和比例非常重要,因为 4 mm 环钻活检标本中的 20～30 个毛囊(绝大多数是休止期生发单位样毛囊和毳毛毛囊)为调整治疗方案提供了依据 (图 29.25)。

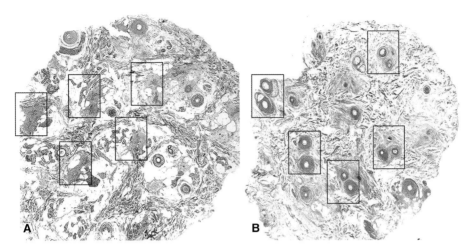

图 29.25　在一些患者中采取复合治疗方案,可使成组的休止期生发单位样毛囊分化成中等大小的生长期终毛毛囊

A、B. 图片由 Giselle Martin 医生和 Anal Leticia Boff 医生提供。

29.6　拓展阅读

[1] Bresters D, Wanders DCM, Louwerens M, Ball LM, Fiocco M, van Doorn R. Permanent diffuse alopecia after haematopoi-etic stem cell transplantation in childhood. Bone Marrow Transplant. Jul 2017;52(7): 984－988.

[2] Brunsting LA, Perry HO. Benign pemphigold: a report of seven cases with chronic, scarring, herpetiform plaques about the head and neck. AMA Arch Derm. 1957;75(4):489－501.

[3] Duque-Estrada B, Vincenzi C, Misciali C, Tosti A. Alopecia sec-ondary to mesotherapy. J Am Acad Dermatol. 2009 Oct;61(4):707－709.

[4] Fonia A, Cota C, Setterfield JF, Goldberg LJ, Fenton DA, Stefanato CM. Permanent alopecia in patients with breast cancer after taxane chemotherapy and adjuvant hormonal therapy: clini-copathologic findings in a cohort of 10 patients. J Am Acad Dermatol. 2017 May;76(5):948－957.

[5] Katta R, Nelson B, Chen D, Roenigk H. Sarcoidosis of the scalp: a case series and review of the literature. J Am Acad Dermatol. 2000 Apr;42(4):690－692.

[6] Khunkhet S, Rattananukrom T, Thanasarnaksorn W, Suchonwanit P. Alopecia induced by autologous fat injection into the tem-poral area: case report and review of the literature. Case Rep Dermatol. 2019 Jun 5;11(2):150－156.

[7] La Placa M, Vincenzi C, Misciali C, Tosti A. Scalp sarcoidosis with systemic involvement. J Am Acad Dermatol. 2008;59(5 Suppl):S126－S127.

[8] Lim J, Salih Z, Tetlow C, Wong H, Thorp N. Permanent hair loss associated with taxane chemotherapy

use in breast cancer: a retrospective survey at two tertiary UK cancer centres. Eur J Cancer Care (Engl). 2020 Dec 22:e13395.

[9] Lutz ME, Pittelkow MR. Progressive generalized alopecia due to sys-temic amyloidosis. J Am Acad Dermatol. 2002;46(3):434 - 436.

[10] Miteva M, Misciali C, Fanti PA, Vincenzi C, Romanelli P, Tosti A. Permanent alopecia after systemic chemotherapy: a clini-copathological study of 10 cases. Am J Dermatopathol. Jun 2011;33(4):345 - 350.

[11] Miteva M, Wei E, Milikowski C, Tosti A. Alopecia in systemic amy-loidosis: trichoscopic-pathologic correlation. Int J Trichology. 2015;7(4):176 - 178.

[12] Plachouri KM, Georgiou S. Mesotherapy: safety profile and management of complications. J Cosmet Dermatol. 2019 Dec;18(6):1601 - 1605.

[13] Torres F, Tosti A, Misciali C, Lorenzi S. Trichoscopy as a clue to the diagnosis of scalp sarcoidosis. Int J Dermatol. 2011;50(3):358 - 361.

（周丽娟 译）

毛发修复实践中的毛发镜检查

毛发修复或毛发移植(hair transplant，HT)既是一种外科手术，又可以被认为是一门艺术。它主要是在头皮上进行，是雄激素性脱发的治疗方法之一。本章将重点讨论毛发镜在毛发移植中的应用。两位作者也是皮肤科医生，已经广泛使用毛发镜来改善他们毛发移植手术患者的效果；他们在这里与其他毛发修复外科医生分享他们的技巧，并帮助病理学家从毛发移植术后头皮活检中更好地理解毛发移植手术。

30.1　毛发移植概述

毛囊单位(FU)的概念由 Headington 在 1984 年提出。

Bernstein 在 1995 年提出毛囊单位移植术(follicular unit transplant，FUT)方法，在供区中获得椭圆形的长条状皮肤，显微解剖并植入毛囊单位。

Rassman 在 1990 年描述了毛囊单位提取术(follicular unit extraction，FUE)，使用微钻孔获得圆柱形微型移植物，每个移植物有一个毛囊单位。

目前已经达成共识，两种方法都是有用的，在某些情况下可以结合使用。FUT 的主要优点是不需要刮除供体区域，另一个重要的优点是供体区域的毛发密度不会降低。FUE 的主要优点是创伤性较低（一些患者不希望被"切除"），并避免供区的线性瘢痕（尽管 Simon Rosenbaum 在 1999 年描述的隐藏式缝合法已经解决了这个问题）。

在接下来的几十年里，干细胞的使用可能会解决头发采集的问题，从而创造出无限数量的毛囊单位。

目前，一些毛发外科医生声称他们提取了一部分毛囊（纵向处理），并将另一部分留在供区，使得供区和受区都有毛囊。这个想法很好，但结果无法被其他医生重复，需要更多的科学证据。

30.2　毛发移植术中使用毛发镜检查的主要优点

（1）排除合并的非瘢痕性脱发，如斑秃。

漏诊的自身免疫性脱发是毛发移植手术的风险因素，因此，通过毛发镜检查识别可疑情况，并通过病理检查确认以建立正确的诊断，可以预防并发症和不良结果（图 30.1）。

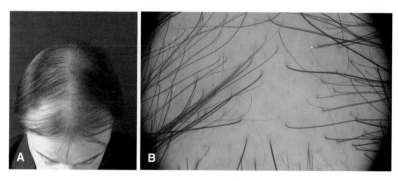

图 30.1   使用毛发镜排除合并的斑秃

　　A. 该患者临床上有不对称的脱发,在雄激素敏感区域有脱发斑片;B. 毛发镜显示明显毛囊微小化和黄点征。病理证实为雄激素性脱发合并斑秃,没有正确的诊断肯定会降低手术的效果。

　　(2)辨别肉眼无法识别的瘢痕性脱发。

　　有些患者合并瘢痕性脱发,漏诊可能导致植发手术失败。所有毛发移植外科医生都应进行毛发镜检查和毛发镜引导下的病理活检,以排除毛发扁平苔藓和模式化分布的纤维化性脱发(另见第 7 章)(图 30.2)。

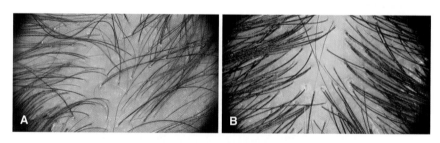

图 30.2   使用毛发镜排除瘢痕性脱发

　　A、B. 毛干变细,伴有红斑和鳞片,有时,它可能是与雄激素性脱发相关的脂溢性皮炎,但这两例经病理证实为毛发扁平苔藓(×40),因此不适合进行植发手术。

　　(3)在毛发移植手术的规划中衡量供区质量。

　　评估供区质量十分重要,因为它有助于外科医生预测手术的结果。安全供区的延伸很容易由肉眼确定。然而,其他重要的参数可以用毛发镜(带或不带光度计)更好地确定,毛发镜是一种普遍而经济的工具。

　　多根头发(2~4 根)毛囊单位的比例:可能是决定一个好的手术结果最重要的特征。为了提高密度需获取大量的多根头发毛囊单位,特别是 3 根和 4 根头发的毛囊单位是至关重要的。毛发镜是一种简单而经济的方法,可以测定供体区域每个视区每株毛囊单位的毛发数量(图 30.3)。

　　头发厚度:虽然上述毛囊单位的毛发数量对结果有决定性影响,但是头发厚度也很重要。用毛发镜检查可以很容易地确定。供区头发稀疏是女性的普遍问题,在某些情况下,可以通过药物或非药物方法(富血小板血浆、激光、微针等)改善。

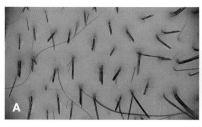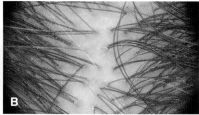

图 30.3　毛发镜测量供区质量

A. 注意有 3 根和 4 根头发的毛囊单位较少；B. 有较大量。毛囊单位数量少肯定会限制植发术后头发的密度。

毛发密度很重要，因为它决定了每个区域可以收获的毛囊单位数量，也因为非常低的密度会使 FUE 圆形瘢痕和 FUT 线性瘢痕更明显。为了减少 FUE 瘢痕，应使用小于 0.9 mm 的钻头；为了使 FUT 瘢痕最小化，应进行隐藏式缝合。

（4）检查并发症。

毛发镜检查对于早期发现供区和受区的一些并发症是有用的。及时检测很重要，因为立即治疗可使原始的和植入的毛囊单位保留。

炎症是供区常见的早期并发症，可通过毛发镜早期发现（图 30.4）。这可能是由于感染、过度张力（FUT 中），或仅仅是由于毛干从皮肤表面萌出（隐藏式缝合的情况下）。晚期的并发症是愈合异常，可能导致瘢痕变宽，或罕见的增生性瘢痕。这可能是由于不正确的技术（张力过大或未采用隐藏式缝合），或患者过度瘢痕的异常倾向。在这种情况下，早期发现可以进行尽早干预（例如，病灶内局部注射糖皮质激素）。

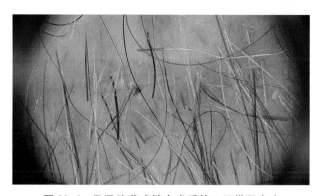

图 30.4　FUT 隐藏式缝合术后第三天供区炎症

受区早期和长期的并发症也可检测到，早期常见的并发症是结痂、毛囊炎和皮肤炎症。重要的是要记住，在最初的 24～48 小时内，微结痂是正常的毛发镜发现（图 30.5～图 30.7）。大的或持久的痂皮可能是由于清洁不良或出血过多，并在接下来的几天消退。1 周后，可能会有轻微的红斑和白色的圆形区域，可能和愈合过程有关。到那时，具有多根毛发的毛囊单位就像一把西班牙扇子，因为不同角度的毛发并置于同一个毛囊开口（图 30.8）。这是移植毛囊单位与原始毛囊单位的区别。受体区域的长期并发症最好通过毛发镜进行评估（图 30.9），次优生长（不常见）的特征为意外的低密度凹陷和凸起，毛囊周围隆起（认为是由于毛囊单位和受区之间的深度不匹配),以及由分布、方向错误或多根毛发毛囊单位而导致的不自然发际线。

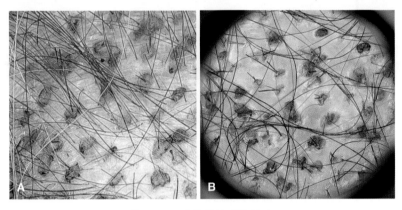

图 30.5　毛发移植后的结痂

毛发移植 48 小时后正常(A)和异常(B)的结痂,注意图 B 中结痂较大,不规则,呈脓疱状。

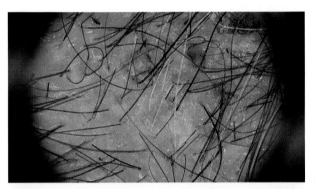

图 30.6　一名中东国家的患者植发后出现许多脓疱损害

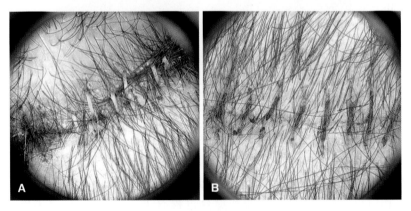

图 30.7　FUT 隐藏式缝合

　　A. 与图 30.6 相同患者的 FUT 缝合,注意许多相邻的毛发被缝线缠住了;B. 第七天隐藏式缝合的正常情况(两种情况均使用可吸收缝线)。

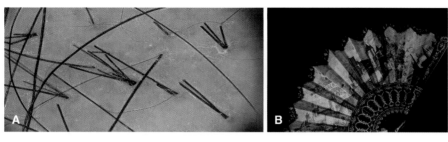

图 30.8   女性植入物的低密度区域

A.植入多根毛发的毛囊单位在并列的头发之间显示出很大的角度;B.类似西班牙扇子。

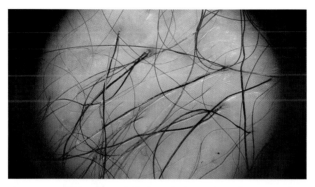

图 30.9   开颅手术导致的头皮瘢痕,植发 6 个月后毛囊周
围隆起(由于毛囊单位和受体部位之间深度不匹
配),注意大量营养不良毛发,典型的毛囊单位植
入增生性瘢痕

(5) 评估团队合作。

毛发镜可以高比例检测出空缝。

毛发镜也可能检测到毛囊单位种植过深(图 30.10),因为看不到种植体表皮层(种植体表皮应在周围皮肤上方 0.5~1 mm 处可见)。

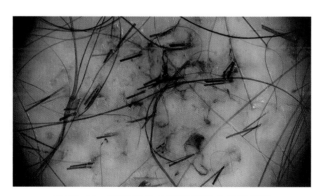

图 30.10   毛发镜作为评估团队合作的工具

在植发后的这张图像中,大多数缝隙中有植入物,但大多数植入物放置
得太深,每个植入物表皮应在头皮表皮上方 0.5~1 mm 处。

毛发镜放大可以即刻检测到清洁不良的情况。

早期吸收率高,大多数毛囊单位植入几天后就出现了,这是良好团队合作的一个很好的间接衡量。

从长远来看,凹陷和凸起(毛囊周围隆起)表明团队合作不佳,这意味着毛囊单位和受区位点的匹配不佳。

次优生长通常不是由于不正确的团队合作,往往与特定的患者情况有关。

一个漂亮的单发毛囊单位不规则发际线(这意味着它看起来很自然)可用毛发镜检查。

(6)评估补充治疗的效果。

外科医生可以利用移植过程对受区以外的区域进行另一种侵入性治疗。富血小板血浆和微针是很好的范例。在某些情况下,特别是在可提取的毛囊单位数量不高的情况下,外科医生可能会将移植体集中在较稀疏的受体区域,并刺激其余受影响的头皮,这种方法尤其对女性有用。在这种情况下,毛发镜是比较非植入区补充治疗前后图像的良好工具(图30.11)。值得注意的是,雄激素性脱发的自然发展将决定未治疗雄激素依赖区域的稀疏程度。

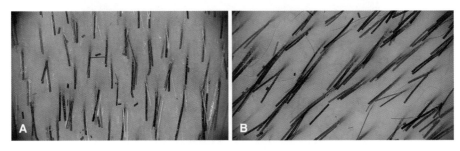

图30.11　在1天(A)和3个月(B)后,用毛发镜评估富血小板血浆在非手术雄激素性脱发区域的治疗效果,注意有3根和4根头发的毛囊单位数量增加

(7)评估毛发移植手术的结果,提高患者的依从性和外科医生的信心。

展示证明头发改善的图像,提高患者的依从性。经典的全局摄影就是一个很好的工具,然而,展示毛囊水平所发生的变化更有助于患者理解改善(图30.12)。它可能有助于解释手术的局限性(通过显示供区质量,即厚度、密度和最重要的超过3根头发的毛囊单位比例)。

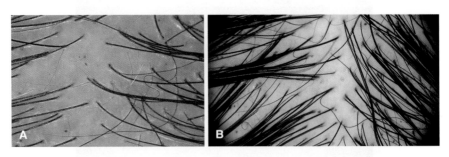

图30.12　毛发镜作为评估非手术雄激素性脱发区域治疗效果的工具

A. 治疗前;B. 12个月后。注意3根毛和4根头发的毛囊单位数量增加及蜂窝状色素网的改善。

总之,外科医生对使用毛发镜有信心,不仅因为他们可以更好地评估毛发移植手术的结果,还因为他们可以:①在手术前通过毛发镜引导下的活检发现轻度的毛发扁平苔藓,并给这些患者进一步的药物治疗;②确定毛发移植手术的并发症;③评估团队的工作。在结果不理想的情况下,毛发镜检查可以更好地明确原因(例如,瘢痕性脱发的存在)。

（张颖 译）

中英文对照表

A

abnormal follicular ostia　毛囊开口异常

abnormal pigmented network　异常色素网络

abnormal serpentine capillaries　异常的迂曲的毛细血管

abnormal vessels　血管异常

abnormalities　异常

acanthosis　表皮棘层增厚

acne keloidalis/acne kleoidalis nuchae（AKN）　瘢痕疙瘩性痤疮/项部瘢痕疙瘩性痤疮

acrosyngeal openings　末端汗管的开口

acrosyringeal hypergranulosis　末端汗管颗粒层增厚

active inflammation and sinus tracts　活动性炎症和窦道

acute　急性

acute lesions　急性病变

acute patchy alopecia　急性斑片状脱发

acute stage　急性期

acute traction alopecia　急性牵拉性脱发

adalimumab　阿达木单抗

adipose tissue　脂肪组织

adjacent hairs　邻近的毛发

alopecia　脱发

alopecia areata（AA）　斑秃

alopecia areata incognita（AAI）　隐匿性斑秃

alopecia areata-like pattern　斑秃样

alopecia universalis　普秃

American College of Rheumatology classification criteria　美国风湿病学会分类标准

amyloidosis　淀粉样变性

anagen　生长期

anagen inhibition　生长期抑制

androgenetic alopecia（AGA）　雄激素性脱发

anti-varicella zoster virus immunohistochemistry antibody　抗水痘-带状疱疹病毒免疫组化抗体

apoptosis　细胞凋亡

arborizing vessels　分支状血管

arrector pili muscle（APM）　立毛肌

arrector pili muscle（APM）bundles　立毛肌束

atrophic epithelial structures　萎缩性的上皮结构

atrophic follicular epithelial structures　萎缩性的毛囊上皮结构

atrophic scarring and dyspigmentation　萎缩性瘢痕和色素异常

atrophic sebaceous glands　萎缩的皮脂腺

atrophy　萎缩

atrophy and hair loss　萎缩和脱发

autoimmune phenomenon　自身免疫现象

autosomal dominant fashion　常染色体显性遗传

B

black dots　黑点征

Blaschko's linesBlaschko　线

boggy areas　沼泽状区域

boggy areas of scarring alopecia　瘢痕性脱发的沼泽状区域

Bowen's disease　鲍恩病

broken hairs　断发

broom-like hairs　扫帚样发

brown dots　棕点征

Brunsting-Perry cicatricial pemphigoid （BPCP）　Brunsting-Perry 瘢痕性类天疱疮

bulbar level　（毛囊）毛球部水平

C

cadaverized hair 枯槁发

catagen 退行期

catagen follicles 退行期毛囊

catagen/telogen follicles 退行期/休止期毛囊

catagen/telogen shift 退行期/休止期转换

caterpillar hair 毛毛虫的毛

caveat 警示

central centrifugal cicatricial alopecia（CCCA） 中央离心性瘢痕性脱发

characteristics 特征

chronic granulomatous infiltrate 慢性肉芽肿性浸润

chronic inflammation 慢性炎症

chronic telogen effluvium 慢性休止期脱发

chronic traction alopecia 慢性牵拉性脱发

chronic ultraviolet（UV）light exposure 慢性紫外线暴露

chronic/longstanding stage 慢性期/长期

cicatricial alopecia and skin involvement 瘢痕性脱发和皮肤受累

circinate scars 环形瘢痕

circle/pigtail hairs 环形发/猪尾样发

clinical exam 临床检查

clinical examination 临床检查

clinical manifestation 临床表现

clinical patterns 临床模式

clinical presentation 临床表现

clinical similarity to CCCA 与 CCCA 的临床相似性

clinical stages 临床分期

clinical stages of AA 斑秃的临床分期

clinical variants 临床亚型

clinically FD 临床脱发性毛囊炎

clinico-pathological correlation 临床-病理学相关性

clobetasol 氯倍他索

coiled hair 卷曲发

collagen bundle 胶原束

comma hairs 逗号样发

complementary treatments 辅助治疗

compound follicles 复合毛囊

compound follicular infundibula 复合毛囊漏斗部

compound follicular structures 复合毛囊结构

compound hairs 复合毛发

concentric elongated perifollicular vessels 同心性细长毛囊周围血管

concentric fibrosis 同心性纤维化

concomitant non-scarring alopecia 伴随非瘢痕性脱发

confluent parakeratosis 融合的角化不全

connective tissue（dermal）sheath 结缔组织（真皮）鞘

connective tissue disease 结缔组织病

continuous detachment 连续性分离

corkscrew hairs 螺旋状发

cutaneous lipoatrophy 皮肤脂肪萎缩

cutaneous lupus erythematosus 皮肤红斑狼疮

D

deep dermis 真皮深层

demodex 蠕形螨

demonstration 演示

dendritic melanophages 树突状噬黑素细胞

dense fibrosis 致密纤维化

dense inflammatory bulbar infiltrates（swarm of bees） 毛球部位致密的(蜂拥状)炎症浸润

dense lymphoid inflammation 致密淋巴炎症

dense mixed cell inflammatory infiltrate 致密混合细胞性炎症浸润

dermal fibrosis 真皮纤维化

dermal papillae 真皮乳头

dermal sclerosis 皮肤硬化

dermatitis 皮炎

dermatological condition 皮肤病状况

dermatomyositis（DM） 皮肌炎

dermis 真皮

dermo-epidermal junction 真皮-表皮交界处

dermoscopic finding 皮肤镜检查表现

destroyed hair follicle 被破坏的毛囊

destructed hair follicles 结构被破坏的毛囊

detection of complications 并发症检测

diagnosis 诊断

differential diagnosis 鉴别诊断

diffuse alopecia 弥漫性脱发

diffuse and patchy alopecia areata-like psoriatic alopecia 弥漫性和斑片状斑秃样银屑病性脱发

diffuse erythema 弥漫性红斑

diffuse non-scarring alopecia 弥漫性非瘢痕性脱发

diffuse or localized alopecia 弥漫性或局限性脱发

diffuse pattern　弥漫型

diffuse psoriatic alopecia　弥漫性银屑病性脱发

diffuse scalp shedding and thinning　弥漫性头发脱落和稀疏

diffuse telogen effluvium-like alopecia　弥漫性休止期脱发样脱发

dilated blood vessels　扩张的血管

dilated capillaries　扩张的毛细血管

dilated ducts（syringoma-like structures）　扩张的导管（汗管瘤样结构）

dilated follicular canals　扩张的毛囊通道

dilated follicular infundibula　扩张的毛囊漏斗部

dilated sebaceous canal in　扩张的皮脂腺导管

dilated syringoma-like eccrine ducts　扩张的汗管瘤样汗腺导管

dilated vessels　扩张的血管

direct immunofluorescence　直接免疫荧光

discoid lupus erythematosus（DLE）　盘状红斑狼疮

dissecting cellulitis of the scalp（DCS）　头皮穿掘性蜂窝织炎

donor and receptor areas　供体和受体区域

donor area　供体区域

dots　点征

dotted vessels in　点状血管

dry trichoscopy　干性毛发镜

dystrophic hair　营养不良的毛发

E

early discoid lupus erythematosus　盘状红斑狼疮早期

early lesions　早期病变

early telogen hair　休止期早期毛发

ectothrix infections（M. canis）　发外感染（犬小孢子菌）

edema　水肿

elastic stain　弹力纤维染色

elongated linear blood vessels　细长线性血管

empty follicular ostia　空毛囊开口

endothrix（T. tonsurans）　发内感染（断发毛癣菌）

enlarged capillaries　扩大的毛细血管

eosinophils　嗜酸性粒细胞

epidermal and dermal thinning　表皮和真皮变薄

epidermal atrophy and hyperkeratosis　表皮萎缩和角化过度表皮增生

epidermal hyperplasia　表皮增生

epidermal surface（follicular ostia）　表皮表面（毛囊开口）

epidermis　表皮

epiluminescence microscopy（ELM）　皮表透光显微镜

erosive pustular dermatosis of the scalp（EPDS）　头皮糜烂性脓疱性皮病

erythema　红斑

erythematotelangiectatic rosacea（ER）　红斑毛细血管扩张型玫瑰痤疮

erythematous hairless patches　脱发红斑

erythematous ill-defined plaques　界限不清的红斑丘疹

erythematous papules　红斑丘疹

essential syphilitic alopecia　原发性梅毒性脱发

ex vivo dermoscopy　体外皮肤镜

exclamation hair　惊叹号发

eyebrow involvement　眉毛受累

eyebrow trichoscopy　眉毛毛发镜检查

F

factor　因素

fat tissue infiltration　脂肪组织浸润

favus　黄癣

female pattern hair loss（FPHL）　女性型脱发

fibroplasia　纤维增生

fibrosing alopecia　纤维性脱发

fibrosing alopecia in a pattern distribution（FAPD）　模式化分布的纤维化性脱发

fibrosis　纤维化

fibrotic component　纤维化的部分

fibrous papules　纤维性丘疹

fibrous streamers　毛囊索

findings　表现

Fitzpatrick IV-VI　Fitzpatrick 分型中的Ⅳ～Ⅵ型

focal atrichia　局灶性无毛征

focal involvement　局部受累

focal parakeratosis　局部角化不全

focal preservation　局部保留

follicular atrophy　毛囊萎缩

follicular counts and ratios　毛囊计数和比例

follicular density　毛囊密度

follicular dropout　毛囊消失

follicular dropout and black dots　毛囊消失和黑点征

follicular epithelium　毛囊上皮

follicular graft loss　毛囊移植物丢失

follicular hyperkeratosis/plugging　毛囊角化过度/
毛囊角栓

follicular infundibula　毛囊漏斗部

follicular keratotic plugs　毛囊角栓

follicular levels　毛囊水平

follicular matrix　毛母质

follicular miniaturization　毛囊微小化

follicular occlusion　毛囊闭锁

follicular openings　毛囊开口

follicular ostium　毛囊开口

follicular papules　毛囊丘疹

follicular pustules　毛囊脓疱

follicular red dots　毛囊性红点

follicular response　毛囊反应

follicular rupture with naked hair shaft　毛囊断裂伴
裸毛干

follicular scarring　毛囊瘢痕

follicular scars　毛囊瘢痕

follicular triad　毛囊闭锁三联征

follicular unit（FU）　毛囊单位

follicular unit extraction（FUE）　毛囊单位提取术

follicular unit transplant（FUT）　毛囊单位移植术

follicular units　毛囊单位

folliculitis decalvans（FD）　脱发性毛囊炎

folliculitis decalvans lichen planopilaris phenotypic
spectrum（FDLPPPS）　脱发性毛囊炎-毛发扁平
苔藓表型谱

folliculitis keloidali　瘢痕疙瘩样毛囊炎

folliculocentric involvement　累及以毛囊为中心的
区域

folliculocentric papules　毛囊中心性丘疹

folliculocentric pustules　毛囊中心性脓疱

foreign body giant cells　异物巨细胞

foreign body granulomatous infiltrate　异物肉芽肿性
浸润

fragmented（naked）hair shafts　碎裂（裸露）的毛干

fragmented hair shafts　碎裂的毛干

fragmented medulla　碎片状髓质

franulomatous infiltrate　肉芽肿性浸润

frontal fibrosing alopecia（FFA）　前额纤维化性脱发

frontal hairline　前额发际线

frontal scalp　前额头皮

fungal spores　真菌孢子

fungal stains　真菌染色

G

gear wheel sign　齿轮征

genetic susceptibility　遗传易感性

germinal center-like lymphoid follicles　生发中心样
淋巴滤泡

gingival mucosa　牙龈黏膜

Ginkgo Biloba　银杏

goggle-like structures　护目镜样结构

goggles clue　护目镜征

Gomori trichrome stain　Gomori 三色染色

granulomas　肉芽肿

H

hair breakage　毛发断裂

hair casts　毛发管型

hair counts　毛发计数

hair density　毛发密度

hair disorders　毛发异常

hair follicles　毛囊

hair invasion　侵袭入毛干

hair loss　脱发

hair loss diagnosis　脱发诊断

hair shaft variability　毛干变异性

hair shaft/stem　毛干/毛茎部

hair shafts　毛干

hair transplant（HT）　毛发移植

hair tufts　发丛

hairline mimicking seborrheic dermatitis　类似于脂
溢性皮炎的发际线

hairs broken，in trichotillomania　毛发断裂，拔毛癖

hamburger sign　汉堡征

hand-held（pocket）dermatoscopes　手持式（便携式）
皮肤镜

hand-held dermatoscope（×10 magnification）　手持
式皮肤镜（放大 10 倍）

hand-held dermatoscope　手持式皮肤镜

Headington technique　Headington 技术

herbal supplements　植物性营养补充剂

herpes zoster（HZ）　带状疱疹

hidradenitis suppurativa　化脓性汗腺炎

L

lamellar hyperkeratosis 板层状角化过度

lamellar parakeratosis 板层状角化不全

late lesions 晚期病变

late-stage FD 脱发性毛囊炎晚期

layered perifollicular fibrosis 板层状毛囊周围纤维化

lesions 皮损

leukocytoclastic vasculitis 白细胞破碎性血管炎

lichen planopilaris (LPP) 毛发扁平苔藓

lichen planopilaris folliculitis decalvans phenotypic spectrum (LPPFDPS) 毛发扁平苔藓-脱发性毛囊炎表型谱 (LPPFDPS)

lichen planus pigmentosus (LPPigm) 色素性扁平苔藓

lichen simplex chronicus 慢性单纯性苔藓

lichenoid infiltrate 苔藓样浸润

lichenoid inflammation 苔藓样炎症

lichenplanus pigmentosus 色素性扁平苔藓

linear and annular lupus panniculitis of the scalp (LALPS) 头皮线状和环状狼疮性脂膜炎

linear lichen planopilaris 线状毛发扁平苔藓

linear loops 线状血管袢

linear LPP 线状毛发扁平苔藓

linear morphea en coup de sabre (LMECDS) 线状硬斑病

linear presentation 线状表现

linear scars 线性瘢痕

linear vessels 线状血管

lipoatrophy 脂肪萎缩

loaded hair shaft in African American 非洲裔美国人的负载毛干

lobular panniculitis 小叶性脂膜炎

loss of follicular opening 毛囊开口消失

loss of follicular ostia 毛囊开口消失

loss of vellus hairs 毳毛缺失

low follicular density 低毛囊密度

lower dermis 真皮下层

lower half approach (subcutaneous fat) 下半部分逐层接近(皮下脂肪)

lupus erythematous 红斑狼疮

lupus profundus 深部狼疮

lymphocytes 淋巴细胞

lymphocytic cicatricial alopecia 淋巴细胞性瘢痕性脱发

lymphocytic infiltrate 淋巴细胞浸润

lymphoid follicles 淋巴滤泡

M

Malassezia 马拉色菌

Malassezia spores 马拉色菌孢子

Malassezia spp. 马拉色菌属

mast cells 肥大细胞

mechanisms 机制

melanophages 噬黑素细胞

menopause/adrenopause 绝经期/肾上腺功能停滞

mesotherapy 美塑疗法,中胚层疗法

mesotherapy-associated alopecia 美塑疗法相关脱发

metabolic syndrome 代谢综合征

micro-needling 微针

mild fibroplasia 轻度纤维增生

mild inflammation 轻度炎症

mild perifollicular inflammation 轻度毛囊周围炎症

mild perifollicular lichenoid inflammation 轻度毛囊周围苔藓样炎症

mild periinfundubular fibroplasia 轻度漏斗部周围纤维增生

mild perivascular and perifollicular lymphocytic infiltrate 轻度血管周围和毛囊周围淋巴细胞浸润

mild perivascular lymphocytic infiltrate 轻度血管周围淋巴细胞浸润

mild spongiosis 轻度海绵水肿

mixed connective tissue disease 混合性结缔组织病

moderate inflammation 中度炎症

moderate inflammation/fibrosis 中度炎症/纤维化

monocytes and macrophages 单核细胞和巨噬细胞

mononylon 2.0 or 3.0 thread 2.0 或 3.0 单丝尼龙线

moth-eaten patchy alopecia 虫蛀样斑片状脱发

mucin 黏蛋白

mucinous fibrosis 黏液性纤维化

multifocal scalp abscesses 多灶性头皮脓肿

N

Nanogen folliclesNanogen 毛囊

necrosis 坏死

necrotic follicular epithelium 坏死的毛囊上皮

necrotic keratinocytes　坏死的角质形成细胞

neutrophilic pustules　中性粒细胞性微脓肿

neutrophils　中性粒细胞

nil capillaroscopy　指甲毛细血管镜检查

non-cycling fibrous streamers　非周期性毛囊索

non-erasable surgical marker　不易擦除的手术标记

non-inflammatory black dot pattern　非炎症性黑点型

non-inflammatory scarring alopecia　非炎症性瘢痕性脱发

non-inflammatory seborrheic dermatitis pattern　非炎症性脂溢性皮炎型

non-scarring alopecia　非瘢痕性脱发

non-scarring diffuse alopecia　非瘢痕性弥漫性脱发

non-scarring patchy alopecia　非瘢痕性斑片状脱发

non-transplanted androgen-dependent area　非移植后的雄激素依赖的区域

non-visible follicular ostia　不可见的毛囊开口

normal epidermis　正常表皮

normal infundibular ostia　正常漏斗部开口

normal pigmented network　正常色素网络

normal scalp　正常头皮

nuclear dust　细胞核碎片

O

occasional eosinophils　偶见嗜酸性粒细胞

occasional neutrophils　偶见中性粒细胞

occipital scalp　枕部头皮

oral doxycycline　口服多西环素

oral spironolactone　口服螺内酯

oral treatment　口服治疗

outer root sheath（ORS）　外毛根鞘

overlap pattern　重叠模式

P

paired follicles　成对的毛囊

papillary dermis　真皮乳头层

parakeratosis　角化不全

parietal and occipital scalp　颅侧和枕部头皮

patchy lichenoid infiltrate　斑片状苔藓样浸润

patchy LPP　斑片型毛发扁平苔藓

pathogenesis　发病机制

pathogens　病原体

pathology　病理

patient's age　患者年龄

patient's compliance and surgeon's confidence　患者依从性和外科医生信心

patient's ethnicity　患者种族

patients with follicular graft loss　毛囊移植物丢失的患者

pattern of hairless areas　无毛区的脱发模式

performance　表现

periadnexal lymphoid cell infiltrate　附属器周围淋巴样细胞浸润

periappendigeal involvement　附属器周围受累

peribulbar inflammation　毛球周围炎症

perifollicular and interfollicular scaling　毛囊周围和毛囊间鳞屑

perifollicular concentric fibrosis　毛囊周围同心圆性纤维化

perifollicular elevations　毛囊周围隆起

perifollicular epidermal hyperplasia　毛囊周围表皮增生

perifollicular fibroplasia　毛囊周围纤维增生症

perifollicular fibrosis　毛囊周围纤维化

perifollicular hemorrhage　毛囊周围出血

perifollicular inflammation　毛囊周围炎症

perifollicular lamellar fibrosis　毛囊周围板层状纤维化

perifollicular lichenoid/interface lymphocytic infiltrate　毛囊周围苔藓样/界面淋巴细胞浸润

perifollicular lymphocytic infiltrate　毛囊周围淋巴细胞浸润

perifollicular lymphohistiocytic infiltrate　毛囊周围淋巴组织性浸润

perifollicular mucinous mantle　毛囊周围黏液性外套膜

perineural inflammation　周围神经炎

perineural lymphocytic infiltrate　周围神经淋巴细胞浸润

peripilar casts　毛周管型

peripilar halo　毛周晕

peripilar hypopigmented halo　毛周色素减退晕

peripilar sign　毛周征

peripilar target pattern　毛周靶形模式

peripilar tubular casts　毛周管状管型

peripilar white casts　毛周白色管型

peripilar white/gray halo　毛周白色/灰色晕

trichoscopy and histology　毛发镜和组织学

trichoscopy-guided biopsy　毛发镜引导下活检

trichotillomania　拔毛癖

tufted folliculitis（TF）　簇状毛囊炎

tufts　簇状发

Tyler technique Tyler　技术

typical pattern　典型模式

U

undetectable（by naked eye）scarring alopecia（肉眼）无法识别的瘢痕性脱发

unusual clinical subtypes　不常见的临床亚型

upper dermis　真皮浅层

upper eyelids　上眼睑

upright regrowing hairs　直立的再生毛发

V

varicella zoster virus　水痘-带状疱疹病毒

vascular structures　血管结构

vascularity　血管形成

vasculature　血管系统

vellus　毳毛

vellus anagen　毳毛生长期

vellus follicles　毳毛毛囊

vellus hairs　毳毛

vellus telogen　休止期毳毛

ventral abdomen　腹部

vessel net　血管网

videodermatoscopes　视频皮肤镜

violaceous erythema　紫红色斑

vitreous layer（basement membrane）　玻璃层（基底膜）

W

white dots　白点征

white folliculocentric papules　白色毛囊中心性丘疹

white hairs　白发

white peripilar sign　白色毛周征

white tubular casts　白色管型

white-yellow greasy scales　黄白色油腻性鳞屑

Wnt/β-catenin pathway Wnt/β-catenin　信号通路

X

X-linked inheritance　X染色体遗传

Y

yellow crusts　黄色结痂

yellow dots　黄点征

yellow facial papules　黄色面部丘疹

yellow scale crusts　黄色鳞屑性痂

Z

zip and button sign　拉链和纽扣征

（刘驰　金羽青　译）